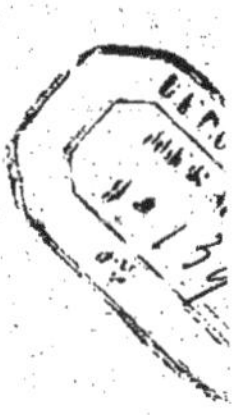

École Supérieure de Pharmacie de Paris.

RECHERCHES

SUR LE

SAC EMBRYONNAIRE

DES

PHANÉROGAMES ANGIOSPERMES

THÈSE

Présentée et soutenue à l'École Supérieure de Pharmacie de Paris

Le Mai 1882

POUR OBTENIR LE TITRE DE PHARMACIEN DE 1re CLASSE

PAR

L. GUIGNARD

Docteur ès-sciences naturelles,
Préparateur de Botanique (Organographie et Physiologie) au laboratoire des Hautes Études du Muséum,
Ex-interne lauréat des Hôpitaux de Paris (Médaille d'argent et Médaille d'or),
Chef des Travaux chimiques du laboratoire de Clinique médicale de l'Hôpital de la Pitié,
Membre de la Société Botanique de France.

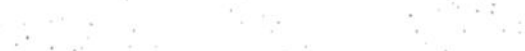

MONTPELLIER
TYPOGRAPHIE ET LITHOGRAPHIE BOEHM ET FILS
IMPRIMEURS DE LA GAZETTE HEBDOMADAIRE DES SCIENCES MÉDICALES
ÉDITEURS DU MONTPELLIER MÉDICAL, DE LA REVUE DES SCIENCES NATURELLES.
1882

École Supérieure de Pharmacie de Paris.

RECHERCHES

SUR LE

SAC EMBRYONNAIRE

DES

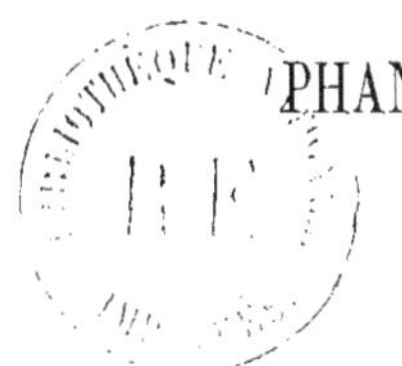

PHANÉROGAMES ANGIOSPERMES

THÈSE

Présentée et soutenue à l'École Supérieure de Pharmacie de Paris

Le Mai 1882

POUR OBTENIR LE TITRE DE PHARMACIEN DE 1re CLASSE

PAR

L. GUIGNARD

Docteur ès-sciences naturelles,
Préparateur de Botanique (Organographie et Physiologie) au laboratoire des Hautes Études du Muséum,
Ex-interne lauréat des Hôpitaux de Paris (Médaille d'argent et Médaille d'or),
Chef des Travaux chimiques du laboratoire de Clinique médicale de l'Hôpital de la Pitié,
Membre de la Société Botanique de France.

MONTPELLIER
TYPOGRAPHIE ET LITHOGRAPHIE BOEHM ET FILS
IMPRIMEURS DE LA GAZETTE HEBDOMADAIRE DES SCIENCES MÉDICALES
ÉDITEURS DU MONTPELLIER MÉDICAL, DE LA REVUE DES SCIENCES NATURELLES.
1882

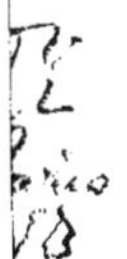

ÉCOLE SUPÉRIEURE DE PHARMACIE
DE PARIS

MM. CHATIN, Directeur.

ADMINISTRATEURS.

MM. CHATIN, Directeur
MILNE-EDWARDS, Professeur.
PLANCHON, Professeur.

PROFESSEURS..

MM.	CHATIN..........	Botanique.
	MILNE-EDWARDS.	Zoologie.
	PLANCHON......	Histoire naturelle des médicaments.
	BOUIS..........	Toxicologie.
	BAUDRIMONT....	Pharmacie chimique.
	RICHE..........	Chimie inorganique.
	LE ROUX.......	Physique.
	JUNGFLEISCH....	Chimie organique.
	BOURGOIN.......	Pharmacie galénique.
	MARCHAND......	Cryptogamie.
	BOUCHARDAT....	Hydrologie et minéralogie.

COURS COMPLÉMENTAIRE.

M. PRUNIER, Chimie analytique.

PROFESSEUR HONORAIRE.

M. BERTHELOT.

AGRÉGÉS EN EXERCICE

MM. J. CHATIN.
BEAUREGARD.
CHASTAING.

MM. PRUNIER.
QUESNEVILLE.

M. CHAPELLE, *Secrétaire.*

A Monsieur A. CHATIN

Membre de l'Institut,
Directeur de l'École supérieure de Pharmacie.

Hommage de respectueuse gratitude.

L. GUIGNARD.

RECHERCHES

SUR

LE SAC EMBRYONNAIRE

DES PHANÉROGAMES ANGIOSPERMES

HISTORIQUE.

D'après Hofmeister[2], chez les Orchidées, où l'ovule consiste en une simple assise cellulaire épidermique enveloppant une série axile de cellules, le sac embryonnaire provient de l'agrandissement de la cellule supérieure de cette série. Dans les ovules à structure plus complexe, le sac embryonnaire serait dû également à l'une des cellules de la série axile du nucelle. Tandis que toutes les autres cellules se multiplient, la cellule du sac se contente d'augmenter son volume ; son noyau ne se divise pas, il se dissout, et, par suite d'une formation de noyaux céllulaires libres aux deux extrémités du sac embryonnaire, naissent les *vésicules embryonnaires* et les *antipodes*. Les premières sont au nombre de deux ou de trois, rarement plus ; les secondes, quand

---

1 Recherches d'embryogénie végétale ; *Ann. des Sc. nat., Bot.*, 6e série., tom. XII, 1881.

2 Hofmeister ; Neue Beiträge zür Kenntniss der Embryobild. der Phanerog. (*Abhandl. d. Königl. Gesellsch. d. Wissensch.*, tom. V. pag. 671.)

elles existent, sont généralement au nombre de trois, sauf toutefois chez les Dicotylédones gamopétales, où il n'y en a d'ordinaire qu'une seule entourée d'une membrane cellulosique. En général, l'une des vésicules embryonnaires occupe le sommet du sac, la deuxième et la troisième sont situées un peu plus bas. Ce sont des cellules nues; mais, dans le *Crocus*, Hofmeister dit avoir vu une des vésicules qui n'avait pas été fécondée, posséder une paroi de nature cellulosique.

Dans son traité classique, M. Sachs dit que le *Rheum undulatum* ne présente qu'une seule vésicule embryonnaire[1].

En commençant des recherches sur la fécondation, M. Strasburger reconnut l'inexactitude des faits qui précèdent[2]. Pour réviser l'histoire du sac embryonnaire, il choisit l'*Orchis pallens*, dont les ovules, petits et transparents, peuvent être facilement examinés. « J'ai acquis la preuve, dit-il, que la grande cellule supérieure de la rangée axile du nucelle, qui touche à l'épiderme, ne devient pas directement sac embryonnaire. On la voit se partager vers le haut par une cloison horizontale, puis la petite cellule supérieure se divise encore une fois. » M. Strasburger a reconnu depuis que c'est en réalité l'inférieure qui se partage une seconde fois vers le haut[3]. Bientôt après, la cellule inférieure, plus volumineuse, s'agrandit, comprime celles qui la surmontent et se développe en sac embryonnaire. Son noyau, ou noyau primaire du sac embryonnaire, se partage en deux parties ; chacune d'elles se rend à une des extrémités de la cavité ; une vacuole les sépare. Les deux nouveaux noyaux se divisent simultanément, dans des plans plus ou moins perpendiculaires l'un à l'autre; les quatre noyaux formés se partagent encore, ce qui donne par conséquent huit noyaux disposés en deux groupes, occupant chacun l'une des extrémités du sac embryonnaire. Pendant cette dernière division, des cloisons délicates prennent

---

1 Sachs ; Traité de Botanique, *trad. franç.*, pag. 659.

2 Strasburger ; Ueber Befruchtung und Zelltheilung. (*Jenaische Zeitschrift für Med. u. Naturwissensch.*, pag. 461, 1877.)

3 Angiospermen und Gymnospermen, pag. 24.

naissance entre les noyaux et forment trois cellules dans la partie supérieure et trois dans la partie inférieure ; le quatrième noyau d'en haut et le quatrième d'en bas restent libres et se fusionnent pour donner un noyau unique, qui est le noyau secondaire du sac embryonnaire.

Le sommet du sac est occupé par les deux cellules qui doivent leur origine au partage qui s'est fait parallèlement à l'axe longitudinal du sac embryonnaire ; un peu plus bas est la cellule dont le noyau a été isolé par un partage perpendiculaire au même axe. Les deux premières sont les *synergides*, la troisième est l'œuf (oosphère). Au fond du sac sont les trois cellules antipodes nées de la même façon que les précédentes, mais situées presque au même niveau.

Il n'y a donc pas formation libre de cellules dans le sac embryonnaire. On reconnaît également que le noyau unique placé entre l'appareil sexuel et les antipodes n'est pas, comme on l'avait cru, le noyau primaire du sac embryonnaire, mais le produit d'une fusion des plus remarquables et dont la signification n'était pas facile à saisir.

M. Strasburger s'assura de même, par l'examen d'un assez grand nombre d'ovules prêts à être fécondés, qu'il y a réellement trois vésicules embryonnaires au sommet et trois antipodes à la base. Les deux vésicules synergiques sont généralement pyriformes ; leur noyau est plus rapproché du sommet et surmonte une vacuole qui en occupe la base, plus élargie. La vésicule ovulaire, insérée un peu au dessous, présente au contraire son noyau à la base ; c'est sur elle seule que s'exerce l'action fécondatrice.

Cette remarquable découverte venait d'être annoncée quand M. Warming publia son mémoire sur l'ovule [1]. Le savant danois s'efforce de démontrer la nature foliaire de cet organe, et de prouver que le nucelle est une création nouvelle sur le mamelon ovulaire. Il définit le nucelle « la partie de l'ovule située au-dessus des téguments et renfermant le sac embryonnaire. » La cellule qui

---

[1] E. Warming ; De l'ovule. (*Ann. des Sc. nat., Bot.*, 6e série, tom. V, 1778.)

doit donner naissance au sac embryonnaire appartient, par son origine, à l'assise sous-épidermique du nucelle.

L'une des cellules de cette assise, à peu près axile, se distingue de ses voisines par son volume et par l'aspect particulier de son plasma: c'est la « cellule privilégiée ». Elle se comporte de deux façons différentes: 1° Chez les Gamopétales ou monochlamydées, elle devient directement « cellule mère primordiale du sac embryonnaire »; 2° Chez les Dialypétales ou dichlamydées, elle se divise en deux cellules superposées: la supérieure de ces deux cellules reste indivise, ou bien produit un tissu plus ou moins compliqué constituant « la calotte »; l'inférieure est la cellule mère primordiale.

Il se forme dans cette cellule mère primordiale des cloisons transversales d'une nature particulière, souvent courbées et ondulées, épaisses et collenchymateuses, qui la divisent en 2, 3, 4, 5 cellules filles superposées, que M. Warming compare aux cellules mères du pollen.

Après avoir montré l'homologie du sac pollinique avec le microsporange, il essaie d'établir celle du sac pollinique avec le nucelle. Ces deux derniers offrent le même mode de développement; les divisions cellulaires s'y succèdent régulièrement et de la même manière; elles sont particulières au sac pollinique et au nucelle. Il est vrai qu'il y a cette différence, que dans le nucelle une seule cellule devient reproductrice, tandis que dans le sac pollinique il y en a un grand nombre. « L'anthère des Angiospermes est au nucelle comme le microsporange est au macrosporange .... Dans l'anthère comme dans le microsporange, les cellules mères des grains de pollen ou des spores se développent toutes; dans le nucelle comme dans le macrosporange, une seule se différencie des autres[1]. » La cellule mère primordiale du nucelle se divise en cellules mères (spéciales), dans lesquelles devront naître des tétrades de spores. « Il est fort possible, dit-il, qu'on découvre des indications d'une division en

[1] *Loc. cit.*, pag. 211.

tétrades ; il y a lieu de rechercher si l'on ne peut pas considérer les vésicules embryonnaires et les antipodes comme des spores[1]. »

Pour M. Warming, le sac embryonnaire provient de l'une des cellules mères (spéciales) nées dans la cellule mère primordiale : « les parois transversales se résorbent, et une seule cellule plus grande reprend la place du petit groupe et s'étend de plus en plus, en repoussant plus ou moins vite les autres cellules du nucelle[2] ».

Après avoir pris connaissance du mémoire de M. Strasburger, l'auteur maintient son opinion et considère les huit noyaux formés dans le sac embryonnaire comme représentant deux tétrades de spores. On pouvait cependant lui faire cette première objection que, si l'on considère le sac embryonnaire comme l'homologue d'une cellule mère de pollen ou de spores, cette cellule donnerait ici naissance non pas à quatre, mais à huit spores.

L'année suivante, en 1878, M. Vesque croit pouvoir confirmer l'hypothèse du savant danois[3]. Il admet avec lui que la cellule primordiale du sac embryonnaire se divise en plusieurs cellules mères spéciales superposées, qu'il désigne, pour plus de commodité, par des numéros d'ordre. Le sac embryonnaire provient de la fusion des cellules 1 et 2, dont la cloison séparatrice se résorbe. Il ne pense pas que le schéma de M. Strasburger soit général. Deux cas sont possibles : 1° celui d'un sac embryonnaire à deux tétrades (Dialypétales et Monocotyléd.) ; 2° celui d'un sac embryonnaire à une seule tétrade (Gamopétales). Dans le premier cas, les choses se passent comme le dit M. Strasburger : les deux cellules supérieures confondues renferment huit noyaux dont trois donnent l'appareil sexuel, trois l'appareil antipode ; les deux autres fonctionnent comme noyaux végétatifs des deux cellules et se confondent à la suite de la fusion des cellules elles-mêmes. Dans le

---

1 *Loc. cit.*, pag. 222.

2 *Loc. cit.*, pag. 222.

3 J. Vesque ; Développement du sac embryonnaire des Phanérogames angiospermes. (*Ann. des Sc. nat.. Bot.*, 6e série, tom. VI, 1878.)

second, le noyau de la cellule 2 reste indivis ; il se fusionne avec le quatrième noyau venu d'un haut : il n'y a par conséquent pas d'antipodes, leur existence serait même un caractère d'infériorité dans la série des Angiospermes. Les autres cellules (3e, 4e, 5e), par suite du développement excessif des deux cellules confondues, se trouvent ordinairement logées dans un cœcum chalazien cylindrique. Lorsque la partie inférieure du sac embryonnaire reste étroite, comme dans la plupart des Gamopétales, le développement de ces cellules s'arrête là jusqu'à la fécondation : ce sont des *anticlines*, selon l'expression de M. Strasburger. Lorsque, au contraire, le sac embryonnaire s'élargit dans toutes ses parties, ces cellules mères spéciales peuvent toutes, ou la supérieure seulement, produire des tétrades.

Il est à remarquer que les dessins de cet auteur diffèrent considérablement de ceux de M. Strasburger, et que nulle part il n'est question d'un refoulement des cellules superposées à la cellule, qui s'agrandit en sac embryonnaire. Cependant, si l'on considère que les observations de M. Strasburger n'avaient eu pour objet que quelques plantes qui, par leur nature même, pouvaient donner lieu à des exceptions ; et si, d'autre part, on songe que M. Vesque avait étendu les siennes à un assez grand nombre d'Angiospermes, on s'expliquera facilement qu'on ait été porté à regarder comme fondées les assertions de ce dernier auteur.

Bientôt après paraissait un nouvel ouvrage de M. Strasburger [1]. Le savant botaniste nie l'exactitude des résultats de M. Vesque et confirme les siens par des observations plus étendues.

Dans le courant de la même année, M. Vesque publie de nouvelles recherches, beaucoup plus étendues que les premières [2]. Loin d'abandonner sa manière de voir, il maintient ses premières conclusions, et considère comme solidement fondée l'hypothèse de M. Warming sur l'homologie des cellules mères spéciales, nées

---

[1] Angiospermen und Gymnospermen. Iéna, 1879.

[2] Nouvelles recherches sur le développement..... (*Ann. des Sc. nat., Bot.*, 6e série, tom. VIII, 1879.)

dans la cellule mère primordiale du sac embryonnaire, avec les cellules mères du pollen des Phanérogames et celles des spores des Cryptogames : « J'ai confirmé cette opinion ; le problème morphologique est résolu : les vésicules embryonnaires et antipodes sont les homologues des spores et des grains de pollen ; les autres cellules, dont le noyau ne s'est pas divisé, et auxquelles j'ai donné le nom d'anticlines, sont les homologues de cellules mères spéciales arrêtées dans leur développement [1] ». Les anticlines peuvent être de trois sortes : 1° *stériles*, celles qui, une fois formées, cessent de se développer et sont bientôt comprimées par le sac embryonnaire proprement dit ; 2° *actives*, celles qui se divisent à plusieurs reprises après la fécondation et forment un endosperme, qui n'est, morphologiquement parlant, qu'un prothalle stérile ; 3° *cotyloïdes*, celles qui, ne se divisant pas, envoient un ou plusieurs cœcums dans le tissu nucellaire, dans le tégument, ou même dans le placenta.

Ainsi, tandis que, pour l'un, le sac embryonnaire est dû à l'agrandissement d'une seule cellule inférieure, il provient, pour l'autre, de la fusion des deux cellules supérieures ; là où le premier trouve des antipodes véritables, le second ne voit que des anticlines et pas d'antipodes.

En présence d'opinions si opposées, M. Fischer étudie, en 1880, l'évolution du sac embryonnaire dans un certain nombre de Monocotylédones et dans quelques Dialypétales [2]. Il constate que chez les premières, la cellule mère du sac embryonnaire naît ordinairement de la couche sous-épidermique du nucelle, parfois aussi d'une couche plus profonde. Chez les secondes, le mode de formation des cloisons intranucellaires est remarquablement constant; la cellule mère tire aussi son origine de la couche sous-épidermique, qui a ici un rôle très-accentué. Au total, il confirme les assertions de M. Strasburger.

---

[1] *Loc. cit.*, pag. 263.

[2] G. Fischer; Zur Kenntniss der Embryosackentwicklung einiger Angiospermen. (*Jenaische Zeitschrift für Naturwissenschaft*, Bd. VII, Heft. 1, 1880.)

De son côté, M. Marshall Ward examinait le *Gynmadenia conopsea*[1] et quelques Angiospermes[2]. Il décrit avec détails les phases successives du développement du sac embryonnaire dans le *Butomus umbellatus*; ses conclusions ne concordent pas avec celles de M. Vesque. Il croit toutefois que les phénomènes qui se passent dans le cours du développement ne peuvent encore recevoir une explication satisfaisante.

Vers la fin de la même année, parut une notice de MM. Treub et Mellink sur ce sujet controversé[3]. Ces auteurs admettent que le schéma de M. Strasburger n'est pas général. Le sac embryonnaire résulte, il est vrai, dans la majorité des cas connus jusqu'ici, de l'agrandissement de la cellule inférieure d'une rangée de cellules plus ou moins nombreuses. Mais parfois, quand il n'y a que deux cellules formées dans la cellule mère primitive, c'est tantôt la supérieure, tantôt l'inférieure qui s'agrandit (*Narcissus Tazetta*) ; parfois aussi c'est constamment la supérieure (*Agraphis patula*); enfin, il est des cas où une cellule sous-épidermique ne se divise pas et devient directement sac embryonnaire (*Lilium, Tulipa*).

Plus récemment, alors que les observations qui vont suivre étaient achevées, M. Treub[4] a fait connaître le développement du sac embryonnaire du *Loranthus sphærocarpus*, dont l'étude, faite par lui à Java, est d'autant plus intéressante que les recherches sur les Loranthacées sont encore, à cet égard, fort incomplètes.

Dans cette plante, quatre ou cinq cellules sous-épidermiques du mamelon ovulaire deviennent plus volumineuses que leurs

---

[1] Marshall Ward; On the Embryo-sac and Development of Gymnadenia conopsea. (*Quaterly Journal of microscopical Science*, n° LXXVII, 1880.)

[2] A Contribution to our Knowledge of the Embryo-sac in Angiosperms. (*Journal of the Linnean Society*, vol. XVII, pag. 519.)

[3] Treub et Mellink (J.-F.-A.) ; Notice sur le développement du sac embryonnaire dans quelques Angiospermes. (*Archives néerlandaises*, tom. XV, octobre 1880.)

[4] Treub ; Observations sur les Loranthacées. Leyde, 1881. (*Extrait des Annales du Jardin Botanique de Buitenzorg*, vol. II, pag. 54-76.)

voisines et représentent des cellules mères primitives de sacs embryonnaires. Chacune d'elles se divise en trois cellules superposées. La cellule supérieure d'une des rangées qui résultent de ces divisions, commence à s'agrandir beaucoup plus que les éléments environnants ; elle constitue un sac embryonnaire surmontant deux anticlines véritables qui restent longtemps visibles. M. Treub n'a trouvé dans le sac embryonnaire, excessivement allongé, de cette plante, que deux noyaux au sommet ; l'un d'eux appartenait à l'oosphère, l'autre était libre et privé de membrane cellulaire ; les antipodes lui ont paru faire entièrement défaut.

REMARQUES PRÉLIMINAIRES.

Ce résumé historique nous enseigne que dans cette question, d'une étude très délicate, bien des choses restent encore à découvrir. Il est incontestable que les méthodes d'observation ont eu une grande influence sur l'exactitude des résultats. J'ai eu l'occasion d'indiquer, dans un récent travail [1], les procédés techniques les plus efficaces dans les recherches de ce genre.

Quant aux expressions employées par les auteurs pour désigner le même organe, elles diffèrent suivant le point de vue théorique auquel ils se sont placés. M. Strasburger a appelé simplement *cellule mère* la cellule que M. Warming a nommée *cellule mère primordiale* ; il est préférable aujourd'hui de revenir à la première expression. En se divisant une première fois, cette cellule donne deux *cellules filles primaires*, qui peuvent elles-mêmes fournir des *cellules filles secondaires* (les unes et les autres sont les *cellules mères spéciales* de M. Warming). La cellule qui s'agrandit en sac embryonnaire sera la *cellule du sac* (elle est, en réalité, la véritable mère). J'appellerai *noyaux polaires* les deux noyaux qui se détachent des deux groupes cellulaires opposés et situés aux deux extrémités du sac pour se fusionner en un noyau secondaire du sac embryonnaire.

---

[1] Recherches d'embryogénie, etc., *loc. cit.*, pag. 21 et suiv.

I. — MONOCOTYLÉDONES.

Graminées. — L'étude des Graminées est intéressante par les variations qu'elle présente dans le cours du développement. Plusieurs espèces ont été examinées par M. Fischer [1], qui a constaté que la cellule mère se comporte de façons différentes dans la genèse du sac embryonnaire. Celles que j'ai observées m'ont conduit à des résultats analogues ; il suffira de prendre comme exemple le *Cornucopiæ nocturnum*, représenté dans la Pl. IX, fig. 1-6.

La cellule axile sous-épidermique du nucelle (cellule privilégiée de M. Warming) se divise en deux cellules inégales, dont la seconde, ou subapicale, est la cellule mère (fig. 1). La première, ou apicale, reste généralement indivise, mais peut aussi se segmenter horizontalement pour donner une calotte de deux cellules. La cellule mère se partage par une cloison qui se courbe vers le haut (fig. 2) en deux cellules filles, dont l'inférieure deviendra le sac embryonnaire. Cette dernière est donc la cellule du sac ; elle refoule bientôt sa congénère, ainsi que la calotte, dont les derniers vestiges sont encore visibles dans la fig. 3.

Pendant ce temps, son noyau se divise ; chaque moitié se porte à l'une des extrémités du sac : une vacuole apparaît au centre. Aussitôt après l'achèvement des divisions ultérieures, les deux synergides, au sommet, offrent une mince membrane et un contenu protoplasmique homogène (fig. 4) ; l'oosphère s'insère latéralement et présente déjà son noyau à la base ; à côté d'elle est le noyau polaire supérieur. Plus tard, une vacuole apparaît au-dessous du noyau de chacune des synergides.

Le noyau polaire inférieur s'avance vers le haut, pour se fusionner avec le noyau polaire supérieur (fig. 5). A ce moment, les antipodes occupent la partie inférieure rétrécie du sac embryon-

[1] *Loc. cit.*, pag. 100, Pl. III, fig. 22-48.

naire et sont déjà assez développées ; elles ne tardent pas à prendre un volume considérable. Le sac embryonnaire s'élargissant inégalement vers la base, les antipodes sont déplacées et adhèrent à la paroi latérale (fig. 6). Tantôt leurs noyaux s'hypertrophient et présentent un assez grand nombre de nucléoles de grosseur inégale ; tantôt ils se divisent chacun en deux nouveaux noyaux, qui restent accolés ou se séparent complètement. Je n'ai pas vu, dans le *Cornucopiæ*, le partage des cellules suivre celui des noyaux, comme dans quelques-uns des cas mentionnés par M. Fischer. Cet auteur a constaté que, dans l'*Ehrarta panicea*, chacune des antipodes se divise en deux ; mais, dans l'*Alopecurus pratensis*, le nombre des noyaux peut être de trois ou même plus, sans qu'il y ait partage de la cellule. Ce développement des antipodes avait déjà été remarqué par Hofmeister dans les Triticées [1] ; nous retrouverons un phénomène du même ordre dans plusieurs familles. Que le partage des noyaux soit ou non suivi de la formation de cloisons venant doubler le nombre des cellules, ils offrent vers l'époque de la fécondation plusieurs nucléoles et granulations indiquant un commencement de résorption.

J'ai pu constater aussi, dans les premières phases du développement du *Cornucopiæ nocturnum*, le phénomène particulier qui consiste en ce que parfois, après la division transversale de la cellule mère, chacune des cellules filles possède deux noyaux. Il en est de même dans le *Melica nutans* [2], où la cellule mère n'est pas surmontée d'une calotte. Dans l'un et l'autre cas, c'est la cellule fille inférieure qui comprime sa congénère et s'agrandit en sac embryonnaire. Nous verrons plus loin que la présence de deux noyaux, ou même d'un plus grand nombre dans deux cellules filles, n'est pas un fait aussi rare qu'on l'avait pensé.

Commélynées. — La nucelle du *Commelyna stricta* présente, avant d'être recouvert par le tégument, une grande cellule axile

---

[1] Hofmeister; Neue Beiträge, pag. 677. (*Abhandl. d. Königl. Sächs. Gesellsch. f. Wissensch.*, Bd. VII.

[2] Fischer; *loc. cit.*, pag. 106, Pl. III, fig. 47-48

sous-épidermique pourvue d'un gros noyau et de nombreuses granulations (fig. 7). Cette cellule se divise vers le tiers supérieur (fig. 8) ; puis, la cellule fille inférieure refoule la supérieure, qui se change en une large bande réfringente (fig. 9); il n'y a par conséquent pas de calotte, la cellule axile sous-épidermique étant la cellule mère.

Les deux noyaux issus de la division du noyau primaire du sac embryonnaire sont séparés par une vacuole et se divisent à leur tour dans des plans légèrement inclinés ; ils sont arrivés au dernier stade du phénomène dans la fig. 9. La fig. 10 montre la position respective des huit noyaux du sac ; les trois plus élevés fournissent l'appareil sexuel, représenté à un âge plus avancé dans la fig. 11. L'une des synergides possède déjà sa vacuole ; l'oosphère, insérée comme elles au sommet, a son noyau à la base ; les antipodes occupent l'extrémité inférieure du sac embryonnaire. La fusion des noyaux polaires se fait longtemps avant la fécondation, au centre de la cavité, et le noyau secondaire formé est relié aux deux extrémités par une épaisse traînée protoplasmique.

MÉLANTHACÉES. — J'ai recherché l'origine du sac embryonnaire dans le *Tricyrtis hirta*. Le nucelle allongé présente sous l'épiderme une très grande cellule terminant la rangée axile et se divisant au moment où le tégument interne atteint le sommet (fig. 12). La cloison formée est située vers le haut (fig. 13) ; bientôt le noyau de la cellule inférieure se partage à son tour pour donner une seconde cloison, également plus rapprochée du sommet (fig. 14). Les deux cloisons ne tardent pas à se courber vers le haut sous la pression exercée par la cellule inférieure, qui donnera le sac embryonnaire (fig. 15). La grande cellule axile sous-épidermique se montre donc, dès l'origine, comme étant la cellule mère, qui se partage à deux reprises en direction basipète.

Par suite de l'élargissement de la cellule du sac, l'épiderme du nucelle se détruit sur les côtés ; quelques-unes de ses cellules persistent encore au sommet. La fig. 16 représente un sac embryonnaire peu de temps après l'achèvement des divisions nucléaires ; les deux noyaux polaires se rapprochent pour se fusionner vers le centre ; les antipodes n'offraient pas encore de membranes cellulaires.

M. Vesque a décrit et figuré, dans l'*Uvularia grandiflora*[1], un cas qu'il considère comme tératologique, dans lequel trois cellules filles, nées dans la cellule mère primordiale, peuvent offrir chacune quatre noyaux. Si le fait est exact (l'auteur ne parle pas du sort réservé à chacune d'elles), il y aurait là un cas analogue à celui de l'*Agraphis* ; mais ce point réclame de nouvelles observations.

Liliacées. — Les premières phases du développement du sac embryonnaire ont été décrites dans l'*Yucca gloriosa* par M. Vesque[2], qui a suivi l'ordre de succession des cloisons de la cellule mère primordiale. Je suis d'accord avec lui quant au nombre des cellules filles qu'elle fournit ; mais il n'en est plus de même pour le sort qui lui est réservé. Il suffira, pour s'en convaincre, de comparer ses figures aux miennes.

La cellule axile sous-épidermique du nucelle se partage horizontalement en deux cellules inégales (fig. 16) : une apicale, qui restera quelquefois indivise ou plus souvent sera l'origine d'une calotte de quelques cellules ; une subapicale ou cellule mère, qui se divisera à deux reprises, en direction basipète, par des cloisons molles, épaisses et souvent ondulées (fig. 17-22).

Après le premier cloisonnement de la cellule mère, on peut trouver dans chacune des deux cellules filles, qui sont alors d'égale dimension, deux noyaux non séparés par une cloison ; il y a donc parfois une tendance à la formation de quatre cellules filles secondaires. Nous verrons plus tard que ce fait peut aussi recevoir une autre explication.

En général, la cellule fille inférieure se montre comme étant la

---

[1] Nouvelles recherches, etc., pag. 313, Pl. XV, fig. 17-20.

[2] Nouvelles recherches, etc., pag. 320, Pl. XII.

cellule du sac, peu de temps après l'apparition de la deuxième cloison (fig. 22). Elle s'agrandit et refoule celles qui la surmontent ; les cloisons disparaissent rapidement, ainsi que le tissu de la calotte (fig. 23). Cependant j'ai observé quelques cas où c'était l'avant-dernière cellule qui se développait, en laissant au-dessous d'elle une anticline. Ce fait, joint à l'élargissement rapide du sac embryonnaire, qui donne lieu parfois à la présence de bandes plasmiques minces s'étendant d'une cloison à l'autre et ressemblant à des cloisons, a pu contribuer à faire admettre constamment la présence des anticlines.

Le noyau primaire de la cellule du sac se divise avant la destruction complète des cloisons superposées (fig. 23) ; les deux nouveaux noyaux sont séparés par une vacuole et se partagent dès-lors aux deux extrémités dans la couche plasmique qui revêt la paroi du sac embryonnaire (fig. 24). Après la formation des deux groupes de noyaux, les synergides se font remarquer au sommet par leur insertion, plus élevée que celle de l'oosphère, située latéralement. La fig. 25 représente un état antérieur à la fusion des noyaux polaires, qu'on voit encore au contact des deux groupes dont ils se détacheront pour se fusionner à égale distance des deux extrémités. Les antipodes restent généralement, sinon constamment, réduites à leurs noyaux, peu volumineux, qu'on ne retrouve qu'avec peine dans le sac embryonnaire adulte.

J'ai suivi aussi les premières phases du développement dans l'*Ornithogalum pyrenaicum*. M. Strasburger a examiné le sac embryonnaire adulte de l'*O. nutans*, et reconnu que parfois, dans le jeune âge, l'appareil femelle ne présente que deux cellules, l'une des synergides faisant défaut. Je n'ai pas observé pareille anomalie dans la première espèce.

On y trouve assez souvent deux grosses cellules collatérales au sommet du nucelle (fig. 29). Elles peuvent offrir d'abord l'une et l'autre des divisions semblables ; mais bientôt l'une d'elles l'emporte sur sa voisine et continue son évolution. Après la formation de la première cloison transversale, la cellule apicale se cloisonne en premier lieu dans le sens longitudinal (fig. 30) ; la calotte se trouve ainsi formée de deux cellules, dont l'une ou parfois les deux présentent ensuite une cloison transversale (fig. 31-32). Au noyau de la cellule subapicale, observé durant sa division dans la fig. 30, succèdent deux noyaux séparés par une cloison gonflée, ondulée et plus épaisse au centre (fig. 31). Cette cloison disparaît en fort peu de temps sous la pression exercée par la cellule inférieure, qui s'agrandit en sac embryonnaire. Dans la fig. 32, elle est encore visible vers le haut, ainsi que le noyau de la cellule fille supérieure en voie de résorption ; la gélification se propage aux éléments de la calotte. Le noyau primaire du jeune sac s'est déjà divisé ; une vacuole se forme dans la partie centrale ; les filaments se rétractent à la périphérie des deux nouveaux noyaux. La fig. 33 représente la disposition des deux groupes de noyaux aux deux extrémités du sac, aussitôt après l'achèvement des divisions.

Je donne (fig. 34) un dessin du sac embryonnaire adulte de l'*Aloe ciliaris* pour montrer que, dans quelques cas, les synergides se distinguent à peine de l'oosphère et que ces trois cellules s'insèrent sur une large surface au même niveau. Les trois antipodes m'ont paru rester fort petites et privées de membranes cellulaires ; la fusion des deux noyaux polaires a lieu presque immédiatement au-dessus d'elles et produit un très-gros noyau secondaire reposant sur l'amas protoplasmique dans lequel elles sont plongées. Dans beaucoup d'autres Liliacées ou Asparaginées, telles que l'*Hemerocallis*, le *Ruscus*, les antipodes forment au contraire, dès le jeune âge, de grosses cellules disposées sur le même plan à la partie inférieure élargie du sac embryonnaire.

MM. Treub et Mellink ont rencontré dans l'*Agraphis patula*, comme je l'ai déjà dit, un cas très-intéressant de développement du sac embryonnaire. M. Vesque avait examiné l'*Agraphis nutans*, et était arrivé à des résultats tout différents [1]. J'ai répété les observations sur l'*A. nutans* et l'*A. campanulata*, et j'ai reconnu le bien fondé des assertions des deux premiers auteurs.

---

[1] Nouvelles recherches, etc., pag. 321, Pl. XIII, fig. 6-19.

Les trois espèces citées se comportent d'une façon identique. La calotte est très épaisse et par suite la cellule mère profondément enfoncée dans les tissus du nucelle (fig. 26). Dans celle-ci se forment deux cellules filles, qui prennent bientôt un volume inégal, la supérieure s'allongeant et refoulant le tissu de la calotte, tandis que l'inférieure reste à peu près stationnaire. La première cellule fille devient sac embryonnaire ; la seconde est une anticline. Contrairement à l'opinion de M. Vesque, il n'y a jamais dans la cellule supérieure une cloison qui se dissoudrait plus tard.

Le noyau de cette cellule se divise (fig. 26) sans former de plaque cellulaire équatoriale : puis, les deux nouveaux noyaux entrent à leur tour en division, en même temps que celui de l'anticline (fig. 27). Je n'ai représenté que quelques-uns des états successifs observés dans l'*A. campanulata* ; les autres ont été figurés avec une grande exactitude par MM. Treub et Mellink. Quand les huit noyaux ont pris naissance dans le sac embryonnaire, l'anticline en renferme quatre.

Amaryllidées. — Je puis de même confirmer les résultats que ces deux auteurs ont tirés de l'examen du *Narcissus Tazetta*. Ils ont constaté qu'une grande cellule axile sous-épidermique se divise transversalement en deux cellules superposées, dont la supérieure offre parfois un développement accompagné de la division de son noyau, mais sans donner le sac embryonnaire, qui provient toujours de la cellule inférieure.

Un cas semblable peut se présenter, quoique assez rarement, dans le *Narcissus micranthus*. Dans la fig. 35, Pl. X, les deux cellules, formées à la suite du cloisonnement transversal de la cellule sous-épidermique, sont inégales et possèdent chacune deux noyaux ; la seconde offre une vacuole au centre, et apparaît déjà comme la cellule du sac ; parfois cependant la première cellule est aussi volumineuse que la seconde.

Bientôt, la cloison séparatrice devient diffluente en se courbant vers le haut ; la cellule supérieure est comprimée, et chaque noyau, dans le jeune sac embryonnaire, entre en division à la place qu'il occupait; il n'y a pas d'anticline (fig. 36).

La suite du développement s'accomplit comme à l'ordinaire, jusqu'à la constitution définitive de l'appareil femelle. Le sac embryonnaire prend une forme ovoïde (fig. 37) ; les trois cellules au sommet présentent les mêmes dimensions et s'insèrent au même niveau ; l'oosphère ne se distingue que par son noyau, situé plus bas que les noyaux des deux synergides, pourvues l'une et l'autre d'une vacuole. Les antipodes, très-développées et remplies d'un protoplasma très-abondant, sont placées sur le même plan à la partie inférieure du sac embryonnaire : la fusion des noyaux polaires, qui n'a pas encore eu lieu dans la fig. 37, se fera dans leur voisinage.

Iridées. — Les diverses phases de l'évolution de la cellule axile sous-épidermique sont faciles à suivre dans l'*Iris stylosa*. Tantôt elle se présente comme étant directement la cellule mère et se divise en trois cellules filles superposées ; tantôt elle forme d'abord une calotte réduite à deux cellules collatérales. Le sac embryonnaire provient constamment de la dernière des cellules superposées; ses formations internes ressemblent à celles du Narcisse ; les antipodes sont remarquables par leur grosseur.

Le *Crocus vernus* a été longuement étudié par Hofmeister, qui en a donné de nombreuses figures. Il présente un intérêt spécial par l'allongement et la striation des synergides à leur partie supérieure. On sait que Schacht avait donné le nom d'appareil filamenteux à l'espèce de coiffe surmontant ces cellules. Pour Hofmeister, cet organe, dont les stries se colorent en brun par le chloro-iodure de zinc, est un épaississement de la paroi du sac embryonnaire.

Mais M. Strasburger a pu voir, dans les jeunes sacs embryonnaires, les synergides en percer la paroi et s'allonger dans le micropyle[1]. Elles présentent des stries longitudinales qui se co-

---

[1] Befruchtung und Zelltheilung. (*Jenaische Zeitschrift*, pag. 471.)

lorent en brun par le chloro-iodure et qui ne se continuent pas jusqu'à leur pointe, restée lisse, mais susceptible de se colorer en bleu par le même réactif.

Cet allongement des synergides est beaucoup moins prononcé dans le *Crocus sativus* (fig. 38) ; la striation, même à un âge avancé, était à peine appréciable. L'oosphère s'insère latéralement par une large surface ; les antipodes sont situées sur des plans différents ; près d'elles se fait la fusion des noyaux polaires, et, comme chez le Narcisse, le noyau secondaire est assez éloigné de l'appareil femelle.

Broméliacées. — L'ovule du *Bilbergia Cappei* peut être examiné directement par transparence. La cellule mère, très-petite, est enfoncée dans les tissus formés de quatre ou cinq assises cellulaires; la calotte offre une épaisseur assez notable. Deux cellules filles naissent d'abord dans la cellule mère, puis se subdivisent à leur tour. La cellule fille secondaire inférieure refoule ses congénères et s'agrandit en sac embryonnaire ; l'appareil sexuel se complète avant la destruction de la calotte.

Cannées. — Les ovules du *Canna indica* ne présentent pas toujours un développement identique et normal. Le plus souvent pourtant on trouve la cellule mère surmontée d'une calotte de deux cellules; mais il est des cas où celle-ci fait défaut. Deux cloisons épaissies au centre se forment en direction basipète dans la cellule mère (fig. 39), puis la cellule inférieure refoule celles qui la surmontent et arrive rapidement au contact de l'épiderme du nucelle (fig. 40 et 41).

Après la constitution de l'appareil femelle, le sac embryonnaire s'élargit vers le haut et s'allonge en pointe à la base. Les cellules sexuelles en occupent presque toute la largeur au sommet; l'oosphère ne se distingue des synergides, souvent dépourvues de vacuoles, que par la position de son noyau (fig. 42).

II. — DICOTYLÉDONES.

§ — Dialypétales.

Rosacées. — M. Strasburger a étudié avec soin le *Rosa livida*[1] et reconnu l'existence de plusieurs cellules mères du sac embryonnaire. Plusieurs des cellules filles peuvent se développer simultanément et diviser leurs noyaux ; mais une seule finit par l'emporter sur les autres.

M. Vesque n'a pas rencontré de cas semblables dans ses recherches. Plus tard, M. Fischer en a examiné plusieurs qui lui ont présenté les mêmes phénomènes que le *Rosa livida* (*Geum*, *Rubus*, *Sanguisorba*, *Cydonia*, *Agrimonia*) ; en sorte que nos connaissances sur cette famille laissent peu à désirer.

La plupart des Rosacées que j'ai observées moi-même offrent les mêmes caractères et sont remarquables par l'existence de plusieurs cellules mères. L'*Eriobotrya japonica* va nous servir d'exemple.

La fig. 43, Pl. X, représente un nucelle déjà très développé, dont la partie centrale offre trois séries parallèles de cellules séparées par des cloisons plus épaisses que celles du tissu ambiant. Chaque série comprend trois cellules filles, nées dans la cellule mère et surmontées par une calotte réduite à une cellule unique pour la série axile. L'épiderme du nucelle se dédouble au sommet. Plus tard, la calotte formera un tissu plus épais, en même temps que les cellules épidermiques continueront à se dédoubler tranquillement.

Le nombre des cellules filles nées dans chaque cellule mère est variable suivant les cas. Le sac embryonnaire peut provenir de l'une quelconque d'entre elles ; dans la fig. 44, il est dû cependant, comme dans la généralité des autres familles, à l'agrandissement de la cellule fille inférieure appartenant à la

---

[1] Angiospermen und Gymnospermen, pag. 14, Pl. IV, fig. 49-55; et Pl. V, fig. 56 et 57.

série axile. Mais, dans la fig. 45, la cellule du sac est l'avant-dernière ; il y aura donc une anticline, qui pourra même diviser son noyau et présenter pendant quelque temps un accroissement égal à celui de la cellule du sac.

Dans la fig. 46, à droite du sac embryonnaire adulte, l'une des cellules filles de la série adjacente renferme deux noyaux et n'est pas encore résorbée. Deux anticlines, pourvues d'un seul noyau, sont également visibles dans la fig. 47, et il existe, à gauche, une cellule fille latérale encore intacte.

La disposition des cellules sexuelles au sommet du sac embryonnaire est nettement indiquée dans ces deux dernières figures. Les synergides se distinguent, par leurs vacuoles, de l'oosphère, plus allongée et plus riche en protoplasma ; les antipodes sont assez volumineuses. La fusion des noyaux polaires s'effectue au contact de l'oosphère.

On remarque que dès les premières phases du développement de la cellule du sac, les parois des cellules voisines se gonflent et subissent un commencement de gélification ; le contenu de ces dernières est absorbé par le jeune organe en voie de formation. Le sac embryonnaire prend une forme irrégulière pendant la destruction des tissus circonvoisins, jusqu'à ce qu'il arrive au contact de l'épiderme du nucelle.

Ainsi, chez les Rosacées, la tendance au développement en sac embryonnaire, qu'on observe parfois, chez d'autres plantes, dans l'une des cellules voisines de la cellule du sac, s'accentue de plus en plus, et même plusieurs de ces cellules peuvent être équivalentes dans la genèse du sac embryonnaire.

Onagrariées. — La cellule axile sous-épidermique du nucelle de l'*Œnothera tetraptera* se distingue de ses voisines avant l'apparition du tégument interne (fig. 48).

Lorsqu'elle a fourni, par sa division horizontale, la cellule apicale ou initiale de la calotte, et la cellule mère, celle-ci se partage d'abord en deux cellules filles, dont l'inférieure se divise ensuite (fig. 49).

Bientôt après, les cloisons se courbent vers le haut, tandis que la calotte commence à prendre un accroissement considérable ; les cellules filles se trouvent ainsi profondément enfoncées dans les tissus du nucelle. Ce mode d'accroissement a été décrit par M. Vesque, qui a reconnu de même que la cellule mère se partage en trois cellules filles. Mais, tandis qu'il voit ensuite la cloison supérieure disparaître pour opérer la fusion des deux cellules qu'elle séparait, on constate au contraire, avec la plus grande netteté, le refoulement de ces dernières par la cellule inférieure, ainsi que l'indique la fig. 50.

Les divisions qui se font à l'intérieur du sac embryonnaire suivent leur cours normal. Les cellules sexuelles adultes ont un volume considérable ; avant même la fusion des noyaux polaires (fig. 51), les synergides pourvues de leurs vacuoles et situées au sommet du sac, et l'oosphère latérale et très-allongée, sont déjà très-développées. Le cul-de-sac inférieur loge les trois antipodes peu volumineuses. Au moment de la fécondation, le sac embryonnaire est en contact avec l'épiderme du sommet du nucelle.

Lythrariées. — Dans cette famille, la structure du nucelle ressemble beaucoup à celle que nous avons mentionnée chez les Onagrariées ; mais la cellule mère m'a présenté, dans le *Cuphea Jorullensis*, quatre cellules filles, encore visibles dans la fig. 52. Le tissu ambiant a déjà pris un assez fort développement, plus prononcé encore dans la fig. 55, où la calotte ne peut être distinguée des assises latérales du nucelle.

Dans la fig. 53, la cellule du sac a son noyau vers le centre, entre deux vacuoles ; la destruction des cellules supérieures est incomplète ; il en est encore de même dans la fig. 54. Ici, les deux noyaux formés en premier lieu se divisent aux deux extrémités du sac embryonnaire et sont séparés par une vacuole. Les granulations de chaque nouveau noyau se coloraient vivement par le vert de méthyle, tandis que le carmin mettait en évidence les filaments connectifs peu nombreux.

J'ai représenté, dans la fig. 55, le sac embryonnaire avant la dernière bipartition des noyaux ; sa forme est à peu près cylindrique. Mais bientôt il s'élargit au sommet, par suite de la destruction de la calotte et du tissu adjacent. La fig. 56 montre la disposition du contenu du sac après les dernières divisions nucléaires. Au sommet, sur un même plan horizontal, sont les deux synergides avec leurs noyaux volumineux ; à droite et au-dessous d'elles se trouve l'oosphère, à laquelle le quatrième noyau est accolé. Je n'ai pas vu de membrane cellulaire autour des noyaux antipodes, mais je ne prétends pas qu'il en soit toujours ainsi. Le noyau polaire inférieur se porte en peu de temps au contact de celui du haut, avec lequel il doit se fusionner et qui demeure en place au contact de l'oosphère ; cependant la fusion est lente à se faire, comme l'indiquent les fig. 57 et 58.

Dans la première de ces figures, le sac embryonnaire, élargi dans sa partie supérieure, n'est recouvert que par l'épiderme du nucelle ; les synergides ne présentent pas de vacuoles, tout en se distinguant déjà de l'oosphère par une moindre longueur ; les antipodes ont une membrane.

La fig. 58 permet de suivre l'oosphère jusqu'au sommet et de reconnaître que son adhérence à la paroi du sac se fait au même niveau que celle des synergides ; les trois cellules sexuelles offrent cependant des caractères très-différents.

Ribésiacées. — Après M. Warming, qui décrivit avec soin le développement de l'ovule du *Ribes nigrum*[1], M. Vesque étudia le *R. malvaceum*, et vit qu'au-dessous de la calotte, la cellule mère donne naissance à trois cellules filles[2]. Selon ce dernier auteur, « la cloison supérieure se dissout ; les cellules 1 et 2 se confondent, s'accroissent ensemble et prennent une forme sphérique. La cellule 1 seule produit une tétrade ; trois de ses cellules constituent l'appareil sexuel ; le quatrième noyau s'achemine vers le

[1] *Loc. cit.*, pag. 201, Pl. VII, fig. 6-14.

[2] Nouvelles recherches, etc., pag. 346, Pl. XVIII, fig. 13-17.

noyau de la cellule 2, se loge à côté de lui, et finit probablement par s'y incorporer ». Ainsi, par exception, il n'y aurait pas d'antipodes dans cette plante dialypétale.

Cependant, dans une notice postérieure à son mémoire sur l'ovule et au premier travail de M. Vesque, et tout en admettant la fusion des deux cellules supérieures, qu'il croyait démontrée, M. Warming figurait trois antipodes dans le sac embryonnaire du *Ribes rubrum*[1].

L'observation attentive m'a permis de constater que le refoulement des cellules superposées à la cellule inférieure se présente comme dans la plupart des autres cas, et qu'en outre les antipodes, assez petites il est vrai, ne font pas défaut chez le *R. malvaceum*.

Saxifragées. — La conclusion qui précède est applicable aux *Saxifraga*. L'espèce qui se prête le mieux à l'observation m'a paru être le *S. Huetti*, dont les ovules sont faciles à rendre transparents. Des trois cellules filles formées successivement en direction basipète dans la cellule mère, les deux supérieures sont plus petites que l'inférieure, comme l'a reconnu M. Vesque; mais, ici encore, c'est cette dernière qui s'agrandit en sac embryonnaire. La figure où cet auteur représente les partitions de la cellule mère prouve même contre sa théorie, car le refoulement des deux cellules filles supérieures s'y laisse facilement apercevoir[2].

Il n'y a aucune anomalie dans la constitution du sac embryonnaire; la succession des divisions nucléaires exige seulement des recherches plus minutieuses que dans la plupart des cas, et les réactifs colorés permettent de retrouver facilement les trois antipodes.

Mésembrianthémées. — Les petits ovules des *Mesembrianthemum Ecklonis*, *M. bulbosum*, se prêtent assez facilement à

[1] Warming; Om planteæggets og dets enkelte deles rette homologier. (*Extrait du Journal de Botanique*. Copenhague, 3e série, 3e volume, 1879.)

[2] Nouvelles recherches, etc., Pl. XVIII, fig. 8.

l'observation. La cellule axile sous-épidermique ne s'est pas encore divisée au moment où le tégument interne atteint le sommet du nucelle (fig. 59). Sa première division transversale est accompagnée de divisions tangentielles dans les cellules sous-épidermiques adjacentes, divisions qui ne tardent pas à former autour de la cellule mère un tissu assez épais.

Dans la fig. 60, la calotte se compose de trois cellules; la cellule mère offre vers le tiers inférieur une cloison réfringente séparant deux cellules inégales. On voit parfois une seconde division se faire dans la cellule fille supérieure ; mais il peut arriver que celle-ci se développe rapidement en refoulant la cellule fille sous-jacente, qui disparaît sans diviser son noyau. Souvent aussi, c'est cette dernière qui se partage avant la formation du sac embryonnaire. On peut donc rencontrer des variations dans la marche du développement; ce qui frappe, dans tous les cas, c'est la rapidité avec laquelle la cellule du sac s'agrandit.

Caryophyllées. — Les observations des auteurs qui ont étudié l'embryogénie de plantes appartenant à ce groupe ne nous apprennent que peu de chose, même sur le sac embryonnaire adulte. En suivant le développement chez le *Silene obtusifolia*, on voit la cellule axile sous-épidermique, plus grande que ses voisines, se diviser transversalement en donnant l'initiale de la calotte et la cellule mère plus grande. Bientôt la calotte se constitue par des divisions transversales; dans la fig. 62, elle n'offre encore que deux cellules. En même temps, le tissu latéral du nucelle s'épaissit par des divisions tangentielles ; il se forme ainsi des séries cellulaires qui s'appuient contre la série axile et divergent en éventail (fig. 63).

Des cloisons se produisent dans la cellule mère, au nombre de deux généralement, sans qu'il soit possible de reconnaître dans tous les cas la succession réelle des partitions, en raison du peu de différenciation des cellules qui composent la série axile tout entière à partir de l'épiderme, et de la rapidité avec laquelle la cellule inférieure se développe en sac embryonnaire.

Les deux groupes de noyaux du sac embryonnaire sont séparés par une vacuole; les synergides se logent dans l'extrémité supérieure, rétrécie en pointe et n'atteignant pas l'épiderme du nucelle (fig. 64). Elles s'allongent au sommet, en présentant successivement la forme et la disposition indiquées dans les fig. 65 et 66. Les antipodes m'ont semblé encore réduites à leurs noyaux. Le noyau polaire inférieur s'avance vers le noyau supérieur, qui s'éloigne peu de l'appareil sexuel ; les vacuoles apparaissent dans les synergides.

Dans le sac embryonnaire adulte (fig. 67), ces dernières cellules sont très-développées et pourvues d'un noyau relativement petit. L'oosphère est placée, comme dans les figures précédentes, du côté convexe du nucelle ; elle se distingue plutôt par son noyau, situé à la base, que par sa forme ou sa longueur ; du côté interne est le noyau secondaire du sac embryonnaire. Les antipodes, accolées dans la partie profonde ou isolées sur les côtés, ne peuvent être aperçues facilement que dans le jeune âge.

NYCTAGINÉES. — Les résultats qu'a donnés à M. Fischer [1] l'examen d'un représentant de la famille précédente et de plusieurs autres Centrospermées (*Chenopodium fœtidum*, *Gomphrena decumbens*, *Allionia nyctaginea*), nous montre qu'il existe chez ces plantes une calotte plus ou moins épaisse, et que les divisions de la cellule mère sont en nombre variable. Ce nombre n'est pas fixe dans une même famille : ainsi, tandis qu'il se forme quatre cellules filles dans le *Gomphrena*, je n'en ai trouvé que trois dans le *Celosia argentea*. Ces différences n'ont d'ailleurs qu'une bien faible importance. M. Fischer a trouvé exceptionnellement, dans le *Gomphrena*, deux oosphères au voisinage, mais non au contact des synergides. Ce cas anormal rappelle ce qui existe normalement dans le *Santalum album*, où deux cellules ovulaires se développent au-dessous des synergides. En se fondant sur la succession des phénomènes observés dans le cours de la for-

[1] *Loc. cit.*, pag. 111-114.

mation de l'appareil sexuel de cette dernière plante, M. Strasburger pense avec raison que la formation des deux oosphères, postérieure à celle des synergides, est due à la bipartition d'une cellule ovulaire primitivement unique [1].

Je n'ai pas retrouvé de cas semblables dans les Amaranthacées; d'ailleurs la figure donnée par M. Fischer [2] ne représente évidemment qu'un cas exceptionnel.

Les antipodes ont souvent, dans les Nyctaginées, des parois cullulaires très-développées, comme l'indique la fig. 68, Pl. XI, représentant un sac embryonnaire adulte de *Mirabilis Jalapa*. Au sommet, le sac touche à l'épiderme du nucelle ; mais, sur les côtés, il est entouré par un tissu très épais et n'occupe qu'une faible partie du volume total du nucelle au moment de la fécondation. La paroi en est gonflée et souvent ondulée ; il en est de même de celle des antipodes, dont la disposition est caractéristique ; chacune d'elles est pourvue d'un gros noyau. Les cellules sexuelles adhèrent par une large surface à la paroi du sac ; l'oosphère est très-développée, la fusion des noyaux polaires tardive.

Berbéridées. — La cellule apicale du nucelle du *Mahonia indica*, formée par la première division de la cellule axile sous-épidermique, est l'initiale d'une calotte qui, par suite de partitions horizontales et verticales, se compose plus tard de deux ou trois assises cellulaires (fig. 87-88).

La cellule mère donne successivement trois cellules filles, dont l'inférieure est la plus grande et refoule les deux autres. M. Vesque n'a observé, après des recherches multipliées, qu'une mince et délicate cloison dans la cellule mère du *Mahonia* [3]. La figure qu'il donne du sac embryonnaire, après la constitution de l'appareil femelle, en représente exactement l'aspect général ; mais, à cet âge, les noyaux des cellules femelles ne sont pas, comme

---

[1] Befr. u. Zellth., pag. 480. (*Jenaische Zeitschrift.*)

[2] *Loc. cit.*, Pl. IV, fig. 12.

[3] Nouvelles recherches, etc., pag. 331. Pl. XVI, fig. 17-20.

elle l'indique, dépourvus de membranes cellulaires. Les synergides et l'oosphère ont la forme et la disposition représentées dans la fig. 89.

Renonculacées. — Cette famille a été l'objet d'un assez grand nombre d'observations. L'un des auteurs qui s'en est le plus occupé me paraît être encore à côté de la vérité, en ce qui concerne à la fois la succession des phénomènes qui précèdent la formation et le développement de la cellule du sac et l'interprétation de la pluralité des noyaux dans les antipodes. Voyons d'abord comment les choses se passent dans le *Clematis cirrhosa*.

Le carpelle contient trois ou quatre ovules disposés sur deux rangs; l'ovule inférieur seul poursuit son développement, les autres sont comprimés par lui dans la cavité ovarienne et présentent, avant de disparaître, une structure sur laquelle nous reviendrons dans un instant (fig. 70).

Observé avant l'apparition de l'unique tégument, le mamelon nucellaire offre, sous l'épiderme, des cellules allongées disposées comme l'indique la fig. 69. L'une d'elles se distingue déjà comme cellule prédestinée; parfois deux d'entre elles possèdent pendant quelque temps les mêmes dimensions et semblent équivalentes avant le premier cloisonnement transversal, mais l'une d'elles ne tarde pas à l'emporter sur l'autre. Cette cellule se divise transversalement (fig. 70); des partitions semblables se font dans les cellules sous-épidermiques adjacentes. Une seconde cloison apparaît dans la cellule inférieure; elle a généralement, comme la première, une plus grande épaisseur que les parois cellulaires du tissu ambiant; les assises latérales présentent la disposition en éventail (fig. 71).

Là s'arrêtent les partitions de la cellule sous-épidermique prédestinée, qui doit par conséquent être considérée dès l'origine comme la cellule mère. L'aspect des cellules filles riches en protoplasma et la nature des cloisons qui les séparent, prouvent suffisamment que la cellule qui touche à l'épiderme ne peut être considérée, dans le cas actuel du moins, comme le représentant de la calotte. Il suffit d'ailleurs, pour s'en convaincre, de suivre le sort réservé aux deux cellules filles supérieures et d'observer la résorption qu'elles subissent très-peu de temps après leur formation. On les voit suivre l'allongement du nucelle et se rétrécir sous la pression exercée sur elles par les assises adjacentes (fig. 72). Bientôt il ne reste d'elles qu'une étroite bande réfringente, qui s'étend de l'épiderme à la cellule du sac (fig. 73).

Dans l'*Helleborus fœtidus*, la cellule prédestinée donne aussi trois cellules filles (fig. 81) ; rarement il existe, comme dans la fig. 82, une calotte de deux cellules collatérales. Des trois cellules filles séparées par des cloisons épaissies au centre, la dernière ne se divisera pas et donnera le sac embryonnaire. Leur mode de résorption est le même que dans le cas qui précède ; la bande réfringente qui surmonte la cellule du sac reste plus longtemps visible (fig. 83). On remarque également que, dans ce genre (le même fait existe dans un assez grand nombre de Renonculacées), l'épiderme se dédouble tangentiellement au sommet.

Les *Delphinium* ressemblent à l'*Helleborus* par le nombre des divisions de la cellule mère [1] ; il n'y a pas de calotte, et la cellule fille adjacente à l'épiderme est généralement la plus grande.

J'ai observé trois cellules filles et pas de calotte dans le *Caltha palustris*, où l'épiderme nucellaire offre un dédoublement pareil à celui des *Helleborus*. La cellule mère se comporte de même dans le *Ceratocephalus falcatus* ; M. Strasburger a signalé aussi trois cellules filles et pas de calotte dans le *Myosurus* [2]. Cette dernière plante devait bientôt permettre au savant Professeur de découvrir que les noyaux endospermiques, considérés jusque-là comme le produit d'une formation libre, proviennent de la division du noyau secondaire du sac embryonnaire. J'ai observé aussi, avec la plus grande netteté, ce phénomène intéressant dans le *Ceratocephalus*, qui se prête aussi bien à l'observation que le

---

[1] Fischer ; *loc. cit.*, pag. 115, Pl. IV, fig. 26-29.

[2] Angiospermen und Gymnospermen, pag. 12, Pl. IV, fig. 39-48.

Myosurus; j'avais déjà pu le voir dans mes recherches sur l'embryogénie des Légumineuses [1].

Si l'on observe les ovules rudimentaires qui sont logés dans la partie supérieure du carpelle, au moment où la cellule du sac embryonnaire de l'ovule inférieur commence à s'agrandir, le plus rapproché de ce dernier présente la structure indiquée dans la fig. 75. Il n'existe aucun indice de tégument sur les côtés du nucelle; deux grandes cellules inégales, sous l'assise épidermique, ressemblent à des sacs embryonnaires en voie d'évolution : l'un avec deux noyaux, l'autre avec quatre, disposés en deux groupes à chaque extrémité. L'ovule rudimentaire le moins développé offre souvent sous l'épiderme une grande cellule contenant deux ou quatre noyaux (fig. 76); parfois ces quatre noyaux sont disposés comme les quatre grains de pollen d'une cellule mère pollinique et séparés par des cloisons disposées en croix. L'atrophie des deux ou trois ovules au sommet de la loge ne tarde pas à se produire vers l'époque où les divisions s'achèvent dans le sac embryonnaire de l'ovule normal.

Les fig. 77 et 78 montrent les états qui suivent la division du noyau primaire. Les cellules sexuelles et les antipodes offrent une disposition symétrique; le sac embryonnaire est plus large à la partie supérieure. Dans la fig. 79, l'une des synergides est déjà pourvue d'une vacuole; l'oosphère commence à s'allonger. On voyait dans chaque antipode deux noyaux accolés ; cependant les noyaux polaires ne s'étaient pas encore rencontrés vers le milieu du sac embryonnaire, dans la bande de protaplasma qui s'étend entre les deux groupes cellulaires. La fig. 80 représente l'appareil femelle adulte, avec les deux synergides munies de leurs vacuoles et largement insérées sur la paroi ; l'oosphère est très-allongée, plus large au sommet qu'à la base, où le noyau, semblable à celui des synergides, est toujours situé contre la paroi.

Dans la fig. 81, le sac embryonnaire de l'*Eranthis hiemalis*

---

[1] *Loc. cit.*, pag. 69, fig. 77, Pl. III.

est vu dans le plan de symétrie. Les synergides sont placées de chaque côté de ce plan, occupé par l'oosphère, dont la forme et l'insertion sont nettement indiquées. La fusion des noyaux polaires vient d'avoir lieu ; on aperçoit encore deux nucléoles inégaux dans le noyau secondaire formé. Le sac embryonnaire est en contact avec l'épiderme, très-épaissi au sommet.

J'ai représenté aussi le sac embryonnaire de l'*Hepatica triloba*, où le développement des antipodes est porté à un très-haut degré avant l'âge adulte (fig. 85). Celle qui est au premier plan possède quatre gros noyaux accolés, pourvus chacun d'un nucléole.

On a voulu voir dans ces noyaux multiples, observés également dans l'*Eranthis* [1], où on les trouve souvent au nombre de quatre, les représentants d'une tétrade de spores, et considérer leur formation comme une sporulation continuée. Ainsi qu'on peut s'en convaincre par l'étude poursuivie dès le jeune âge, leur existence se rattache à un tout autre phénomène. Dans l'Hépatique, longtemps avant la fécondation, le noyau unique de chacune des antipodes grossit notablement et ne tarde pas à présenter deux nucléoles; puis, une ligne de séparation apparaît entre eux, marquée à la surface du noyau par une légère dépression. Dans la plupart des cas, les deux moitiés grossissent sans se séparer ; de nouveaux nucléoles se forment dans la substance nucléaire, et, par la répétition du même mode de fragmentation, les deux noyaux donnent quatre segments plus ou moins arrondis et accolés les uns aux autres. Leur nombre augmente encore dans la suite, et leur disposition au centre de la cellule est variable (fig. 86). Ils sont dus, dans le cas actuel, à un mode spécial de partition, à une fragmentation simultanée, non suivie de la séparation des parties et constituant un phénomène variable dans ses manifestations, mais dont la signification est partout la même. Cette fragmentation est en rapport avec la nature et le rôle des antipodes, dont le volume peut augmenter, mais dont le protoplasma est impuissant à provoquer la division ; le noyau se livre à sa propre évolution.

---

[1] Vesque ; Développement, etc., pag. 264.

Crucifères. — J'ai étudié attentivement le *Capsella Bursa-pastoris*, qui se prête mieux à l'observation que beaucoup d'autres Crucifères. Le nucelle, semblable avant la naissance des téguments à celui des Gamopétales, offre sous l'épiderme une grande cellule mère terminant la série axile, comprise elle-même entre deux séries latérales sous-épidermiques (fig. 90). L'origine des téguments est bientôt visible vers la base. Il existe assez souvent, au sommet du nucelle, deux cellules mères collatérales, dont l'une finit par comprimer sa voisine avant de se diviser (fig. 91).

Une cloison transversale, généralement plus rapprochée du haut, apparaît dans la grande cellule sous-épidermique (fig. 92); la cellule fille inférieure se divise à son tour dans le même sens (fig. 93). Alors commence le refoulement des deux cellules supérieures, dont la première, sous-jacente à l'épiderme, se gélifie souvent bien avant la seconde ; il n'y a donc pas de calotte.

On remarque quelques exceptions à cette règle générale de l'évolution de la cellule mère. Ainsi, il peut arriver que la cellule fille supérieure se divise longitudinalement en son milieu et que la destruction des deux cellules collatérales ainsi formées soit beaucoup plus tardive que dans les cas normaux ; c'est ce que montre la fig. 95, où le jeune sac embryonnaire contient déjà quatre noyaux.

L'épiderme du nucelle se détruit après la résorption des deux cellules filles supérieures et le noyau primaire se divise (fig. 96). La longueur du sac embryonnaire, alors entièrement recouverte par les téguments, est sensiblement égale à celle du tissu nucellaire sous-jacent. De nouvelles partitions nucléaires simultanées se produisent suivant des plans obliques ; j'ai observé deux fois le stade de la division représenté fig. 97. A ce moment, les parties constitutives de l'ovule offrent la disposition de la fig. 98.

Dans la fig. 99, le sac embryonnaire, fortement courbé sur la base du nucelle, présente, au sommet, les trois cellules sexuelles ; à côté d'elles, le quatrième noyau ; à la base, les trois antipodes avec leur membrane délicate, et le noyau polaire inférieur. Il ne tarde pas à se rétrécir en s'allongeant à sa partie supérieure ; les synergides prennent de même une forme allongée, et l'oosphère, située, soit du côté interne, soit du côté externe, devient remarquable par son gros noyau (fig. 100 et 101). Avant même que la fusion des noyaux polaires s'effectue, les antipodes échappent facilement à l'observation ; elles deviennent à peu près méconnaissables dans les sacs embryonnaires adultes. Hofmeister croyait même qu'elles font défaut chez les Crucifères[1] ; mais on peut toujours les retrouver dans le jeune âge.

Le noyau secondaire du sac embryonnaire possède un très-gros nucléole et reste situé le plus souvent vers la paroi interne, au voisinage de l'oosphère.

RUTACÉES. — Dans le *Ruta graveolens*, la cellule mère est encore indivise au moment où le tégument interne atteint le sommet du nucelle (fig. 102, Pl. XII). La calotte se compose bientôt de trois ou quatre cellules superposées, qui peuvent elles-mêmes se diviser encore, au voisinage de l'épiderme principalement.

La cellule mère se segmente par une cloison médiane ou plus rapprochée de l'une des deux extrémités. Quand elle est plus proche de la base, c'est la cellule fille supérieure qui se divise, comme dans la fig. 104 ; cette marche du cloisonnement de la cellule mère primordiale est peu commune. Les trois cellules filles ainsi formées ont un volume égal (fig. 105).

Après l'agrandissement de la cellule inférieure, le noyau se divise au centre (fig. 106), puis les deux nouveaux noyaux se portent aux extrémités opposées et sont séparés par une vacuole. Les phases ultérieures sont indiquées dans la fig. 107, où le sac embryonnaire est recouvert de bandes plasmiques réfringentes et accolées, et dans la fig. 108, où l'oosphère est très-volumineuse comparativement aux synergides. L'une des trois antipodes est logée dans la pointe terminale du sac embryonnaire ; le noyau secondaire est accolé contre la paroi interne.

---

[1] Embryobildung der Phanerog., pag. 87. (*Pringsh. Jahrb.*, 1858.)

Polygalées. — Le nucelle du *Polygala myrtifolia* est presque cylindrique au moment où la cellule mère allongée a terminé ses divisions et donné naissance à trois cellules filles (fig. 109). Les deux cellules de la calotte se partagent, pendant que l'épiderme du nucelle se dédouble tangentiellement au sommet (fig. 110). La division du noyau de la cellule du sac a lieu avant même la destruction de la calotte (fig. 111).

Le sac embryonnaire s'agrandit peu avant l'achèvement des divisions internes, mais il atteint plus tard une grande longueur (fig. 112, 113, 114). A la partie supérieure, il est en contact avec les assises épidermiques ; dans sa partie inférieure, il se rétrécit et descend jusqu'à la base du nucelle ; latéralement, le tissu de ce dernier est très-épais et persiste jusqu'à la fécondation.

Les synergides, peu volumineuses, occupent le sommet du sac embryonnaire; insérée plus bas qu'elles et latéralement, l'oosphère, plus large à sa partie supérieure, a une direction oblique. Les deux noyaux polaires se confondent tardivement, dans la partie où le sac embryonnaire commence à se rétrécir en pointe. Les antipodes sont situées dans des plans différents à la base.

Euphorbiacées. — Le sac embryonnaire adulte du *Ricinus communis* a été examiné par M. Strasburger, qui en a figuré l'appareil sexuel[1]. J'ai suivi les phases successives du développement du nucelle jusqu'à l'accroissement définitif du sac embryonnaire.

La cellule axile sous-épidermique se divise transversalement vers le tiers supérieur ; la cellule apicale est l'initiale de la calotte, qui prend ici une grande épaisseur ; l'épiderme se dédouble également (fig. 115-116).

Une cloison réfringente et plus épaisse au centre se forme dans la cellule subapicale ou cellule mère ; la cellule fille inférieure, plus grande que sa congénère, se divise de même (fig. 116). Le

---

[1] Befr. u. Zellth., pag. 473, Pl. XXXV, fig. 6. (*Jenaische Zeitsch.*)

sac embryonnaire provient de la cellule inférieure, qui commence son évolution dans la fig. 115.

Après la formation des huit noyaux du sac embryonnaire, les deux noyaux polaires se rapprochent l'un de l'autre dans la couche de protoplasma rejetée contre la paroi par la grande vacuole centrale ; ils se fusionnent à égale distance des cellules sexuelles et des antipodes.

Malvacées. — Plusieurs genres ont été l'objet de mes observations et m'ont conduit à des résultats analogues. En général, le nucelle prend une forme allongée ; les divisions se produisent d'abord dans l'initiale de la calotte, qui n'atteint pas une grande épaisseur (fig. 117, 118, 123).

On ne voit naître que trois cellules filles dans la cellule mère de l'*Anoda hastata*, tandis qu'il s'en forme quatre dans le *Malva capensis* (fig. 123) ; dans ce dernier cas, elles proviennent de la bipartition des deux cellules filles primaires. Ces cellules sont très riches en protoplasma granuleux et on trouve souvent de l'amidon dans la cellule inférieure en voie d'agrandissement, avant la division du noyau.

Dans le jeune âge, les cellules sexuelles de l'*Anoda* ont une forme et un volume semblables ; la fusion des noyaux polaires se fait au centre de la cavité, alors que l'oosphère est à peine différenciée (fig. 119). Plus tard, l'oosphère s'allonge et se rétrécit à la base ; elle ressemble à celle du *Clematis*, chez les Renonculacées (fig. 120). Placées à des niveaux différents, les antipodes deviennent assez volumineuses ; au noyau primitif de chacune d'elles succèdent parfois deux nouveaux noyaux rapprochés l'un de l'autre, comme dans les exemples cités précédemment ; leur partage n'est pas suivi de celui de la cellule (fig. 121).

Dans le *Sida arborea*, l'insertion de l'oosphère est franchement latérale ; le noyau polaire inférieur seul marche à la rencontre du noyau supérieur, pour le rejoindre au voisinage de l'appareil femelle (fig. 122).

§ 2. — Gamopétales.

Labiées. — La structure du nucelle est, comme on le sait, très uniforme chez les Gamopétales. M. Warming a reconnu que la grande cellule sous-épidermique devient directement, dans ce groupe de plantes, cellule mère primordiale, et que l'absence de la calotte est un fait général. A de rares exceptions près, les ovules sont monochlamydés.

J'ai repris l'étude du *Salvia pratensis* et je suis arrivé à des résultats tout différents de ceux qu'on a tirés de l'examen de cette même plante [1] ; les espèces voisines m'ont confirmé dans mon opinion.

La fig. 124 représente le nucelle avec sa grande cellule mère encore indivise. Dans la fig. 125, il y a quatre cellules filles secondaires, nées de deux cellules filles primaires. On croirait parfois au premier abord qu'il existe cinq cellules filles, mais en réalité la cinquième de la série ne tire pas son origine de la cellule mère primitive, sans laquelle elle existait déjà avant les divisions, et dont elle suit jusqu'à un certain point l'augmentation de volume.

La cellule du sac s'agrandit dans la fig. 127 ; elle a déjà détruit l'épiderme latéral du nucelle ; son noyau surmonte une vacuole. Les cloisons des trois cellules filles superposées se courbent fortement vers le haut, deviennent ondulées et se gélifient ; l'épiderme subit la même dégénérescence (fig. 128). Le sac embryonnaire, dont le noyau s'est déjà divisé, se trouve en contact avec l'assise interne du tégument, formée de cellules présentant une disposition et une forme caractéristiques chez les Gamopétales ; il offre dans sa partie supérieure une épaisse bande réfringente provenant de la résorption des cellules filles supérieures. Quatre noyaux naissent à son intérieur, selon le processus ordinaire et dans des plans qui ne sont pas toujours absolument perpendiculaires l'un à l'autre (fig. 129).

---

[1] Vesque; Développement, etc., pag. 259, Pl. XV, fig. 1 11.

Quand les cellules sexuelles ont pris naissance, elles offrent la disposition de la fig. 130 ; les synergides ont leur membrane commune exactement sur la ligne médiane du sac embryonnaire ; l'oosphère s'insère latéralement, à gauche, au-dessous d'elles ; le centre du sac est occupé fréquemment par un grand nombre de grains amylacés.

Peu à peu les synergides s'allongent en pointe au sommet, pendant que les vacuoles se forment à la base ; l'oosphère, pourvue d'un noyau plus gros, descend dans la partie renflée du sac embryonnaire. La fig. 131 est dessinée dans un plan perpendiculaire au plan de symétrie ; l'état qu'elle représente n'est pas définitif, car les noyaux polaires ne se sont pas encore rejoints. Les antipodes sont disposées sur deux plans à la base du sac embryonnaire ; elles peuvent d'ailleurs offrir des positions variées, parfois même une superposition régulière. La partie inférieure du sac embryonnaire est entourée par l'assise de revêtement, qui se termine là où commence le renflement du sac, qui s'est avancé vers le haut dans le micropyle, en détruisant le tissu ambiant.

Bignoniacées. — Il suffit de jeter les yeux sur les fig. 132-134 pour remarquer que dans le *Bignonia capensis*, la succession des phénomènes est la même que dans le *Salvia*. La première cloison formée dans la cellule mère sous-épidermique est très-épaisse au centre et sur les bords (fig. 132) ; cette épaisseur est un caractère distinctif qu'on rencontre souvent chez les Gamopétales, où les deux cellules filles primaires égales se subdivisent généralement chacune en deux cellules filles secondaires, dont la cloison séparatrice est moins gonflée.

Le développement de la cellule du sac, indiqué dans la fig. 133, ainsi que les divisions des noyaux de la fig. 134, présentent une grande ressemblance avec ce qu'on a vu précédemment.

Jasminées. — La bipartition des cellules filles primaires, dont il vient d'être question, est représentée dans la fig. 136, empruntée, comme la fig. 135, au *Jasminum grandiflorum*. La plaque nucléaire du tonneau de la cellule fille supérieure est épaissie en son milieu et ne touche pas encore aux parois opposées ; les filaments connectifs sont très-visibles. Dans la figure précédente, la cloison qui sépare les cellules filles primaires est légèrement ondulée ; les noyaux ne sont pas encore entrés en division. L'observation des différents stades de la division est loin d'être fréquente et dépend en grande partie du hasard.

Dans le sac embryonnaire adulte, l'insertion de l'oosphère est nettement latérale (fig. 137). Les antipodes m'ont paru très-réduites et dépourvues de membranes au moment où la fusion des noyaux polaires allait se faire ; mais il est probable que dans d'autres cas elles présentent un développement plus marqué.

Mes observations sur les Scrophularinées sont incomplètes et ne me permettent pas de dire ce qu'il faut penser des descriptions qu'on a données du sac embryonnaire de ces plantes, chez lesquelles il offrirait les formes les plus irrégulières. J'ai examiné seulement celui du *Lophospermum erubescens* avant l'état adulte (fig. 138) ; il m'a semblé peu différent de ceux qui viennent d'être décrits.

Borraginées. — Le nucelle du *Borrago officinalis* est assez gros ; sa grande cellule mère se divise d'abord en deux cellules filles primaires, qui se partagent ensuite en quatre cellules filles secondaires (fig. 139). Parfois cependant la cellule fille primaire inférieure seule se subdivise : il n'y a alors que trois cellules superposées, dont l'inférieure s'agrandit en sac embryonnaire.

Les divisions des noyaux suivent leur cours normal ; le sac embryonnaire prend souvent une forme assez irrégulière, comme plusieurs observateurs l'ont déjà remarqué. Les cellules sexuelles sont volumineuses ; dans la fig. 140, les synergides n'ont pas de vacuoles, l'oosphère ne s'en distingue que par sa longueur un peu plus marquée ; le noyau secondaire qui vient de se former offre encore les deux nucléoles des noyaux polaires confondus. Dans la partie inférieure du sac embryonnaire, les antipodes occupent le même plan, mais leur position peut varier.

Solanées. — Le *Nicotiana Tabacum* m'a fourni les fig. 141-143 de la Pl. XIII. Dans la première, le noyau de la cellule mère a formé sa plaque nucléaire ; dans la seconde, la cloison qui sépare les deux cellules filles primaires est mince sur les bords et courbée vers le bas ; le tégument ne recouvre pas encore le nucelle à cet âge. On trouve ensuite assez fréquemment trois cellules de volume inégal, la supérieure étant plus petite que les deux autres et représentant la cellule fille primaire restée indivise (fig. 143). Souvent aussi cette dernière se partage, en même temps que sa congénère, en deux cellules filles secondaires, auquel cas on observe quatre cellules filles de seconde génération (fig. 144).

Les fig. 145 et 146 sont empruntées au *Cestrum splendens*, chez lequel le refoulement des trois cellules superposées à la cellule du sac est des plus démonstratifs. Lorsque la destruction des tissus est complète, le sac embryonnaire contient, au sommet, un protoplasma très-abondant, dans lequel sont plongées les jeunes cellules sexuelles. Il revêt peu à peu une forme ovoïde et régulière. Les synergides et l'oosphère sont insérées toutes trois sur le même plan et se distinguent plutôt par la disposition de leur protoplasma et de leurs noyaux que par leur forme (fig. 146) ; les antipodes situées côte à côte, à la base, sont reliées à l'appareil femelle par une épaisse bande protoplasmique, qui englobe le gros noyau secondaire du sac embryonnaire et contient de nombreux grains amylacés.

Caprifoliacées. — Chez ces plantes, le nucelle n'a pas la même structure que dans la plupart des Gamopétales. La cellule sous-épidermique axile, qui doit se diviser, est plus petite et le tissu sous-jacent plus développé dès l'origine. Dans le *Lonicera Standishii*, il y a parfois quatre assises cellulaires au-dessous d'elle (fig. 147) ; mais, dans la majorité des cas, seulement trois, comme l'indiquent les autres figures, avant la division des noyaux dans le jeune sac embryonnaire.

La cellule axile doit être considérée comme la cellule mère ; elle donne successivement trois cellules filles ; l'inférieure est la plus grande et s'agrandit en sac embryonnaire (fig. 148-149) ; les cloisons qui les séparent sont peu épaisses. Les espèces voisines m'ont présenté le même mode de partition. L'épiderme du nucelle persiste jusqu'à la division du noyau primaire.

Le sac embryonnaire est bientôt en contact avec l'assise interne du tégument, sauf à la base, où le nucelle, au lieu de se détruire, s'accroît sensiblement en longueur. La cellule du sac étant régulièrement superposée, dans le jeune âge, à l'assise centrale du nucelle (fig. 148 et 149), on a pris, ici encore, pour des anticlines les deux cellules du tissu nucellaire situées au-dessous d'elles sur la ligne médiane.

Cependant, on n'a pu méconnaître l'existence des antipodes chez les Caprifoliacées, ainsi que chez les Valérianées et les Dipsacées, qui ont été considérées, pour cette raison, comme des familles de passage entre les Dialypétales et les Gamopétales. Chez les Dipsacées, en effet, comme dans les deux autres familles, il eût été impossible de ne pas les apercevoir; M. Strasburger les avait d'ailleurs très-exactement figurées dans le *Scabiosa atropurpurea* [1]. La fig. 153 nous les montre déjà très-développées, même avant la fusion des deux noyaux polaires, dans le sac embryonnaire du *Pterocephalus*, revêtu par l'assise interne caractéristique du tégument ovulaire. Le sac embryonnaire des *Scabiosa* présente le même aspect et la même forme régulière.

Composées. — Le *Senecio vulgaris* a été, comme on le sait, le point de départ des observations de M. Vesque sur l'origine du sac embryonnaire. Il n'est plus besoin aujourd'hui de venir con-

---

[1] Befr. u. Zellth., pag. 474, Pl. XXXV, fig. 5.

firmer les résultats si différents que l'étude de cette même plante a fournie à M. Strasburger ; les figures qu'il en a données sont d'une clarté et d'une exactitude parfaites[1]. Pour se faire une idée de la marche du développement, beaucoup de représentants de ce vaste groupe peuvent être examinés avantageusement à l'aide des coupes à travers les ovules préalablement durcis.

Quelques-uns, comme le *Pyrethrum*, semblent faire exception à la règle générale concernant le développement du sac embryonnaire. Je n'ai pu, en raison de la saison avancée et de l'avortement des ovules dans les espèces de ce genre que j'ai examinées, répéter les observations de M. Marshall Ward sur le *Pyrethrum balsaminatum*, chez lequel le sac embryonnaire ne proviendrait pas de la cellule fille inférieure, qui deviendrait alors une anticline. Outre le *Senecio vulgaris* et le *S. crassifolius*, qui m'ont donné les mêmes résultats qu'à M. Strasburger, j'ai examiné plusieurs espèces appartenant aux genres *Conyza*, *Doronicum*, *Petasites*, *Tussilago*, *Tragopogon*, *Calendula*. La succession des différentes phases du développement est partout la même ; mais le *Conyza ambigua* est remarquable entre toutes par l'augmentation constante du nombre normal des antipodes, phénomène encore inconnu chez les Gamopétales et qui mérite une exposition quelque peu détaillée.

Le nucelle du *Conyza* est entièrement recouvert par le tégument au moment où la cellule mère allongée se divise dans sa partie médiane. La cloison formée devient très-épaisse ; les deux cellules filles primaires se partagent simultanément chacune en deux cellules filles secondaires séparées par des cloisons plus minces (fig. 154).

La cellule fille inférieure s'agrandit en refoulant celles qui la surmontent, ainsi que l'épiderme latéral du nucelle (fig. 155). Son noyau se divise avant la destruction complète de l'épiderme au sommet ; une vacuole se produit à la base dans le protoplasma, jusque-là uniformément réparti et finement granuleux.

---

[1] Angiospermen und Gymnospermen, pag. 9, Pl. III, fig. 23-38.

Bientôt les cellules épidermiques du sommet sont résorbées et le jeune sac embryonnaire n'est limité sur toute sa surface que par l'assise interne du tégument ; une seconde vacuole apparaît au-dessus du noyau le plus élevé (fig. 156).

Les deux noyaux se divisent dans des plans légèrement obliques, souvent aussi parallèles (fig. 157); le sac embryonnaire s'incurve un peu au sommet, dans la direction du micropyle ; l'un des noyaux de la paire supérieure en occupe la pointe ; ceux de la paire inférieure sont de même rapprochés l'un de l'autre et situés entre deux vacuoles.

Une nouvelle et dernière bipartition nucléaire se produit dans les deux groupes (fig. 158). On voit alors les deux synergides étroitement accolées et placées de chaque côté du plan de symétrie ; au-dessous d'elles et souvent du côté convexe du sac embryonnaire, l'oosphère située dans ce plan, et, du côté opposé, le noyau polaire supérieur. Les antipodes sont, dès leur formation, pourvues de membranes cellulaires très-distinctes ; l'inférieure est toujours séparée des deux autres par une cloison horizontale, et son noyau se trouve au-dessus de la vacuole, qu'on remarquait déjà auparavant à la base du sac embryonnaire. Dans la figure qui représente cette phase du développement, la cloison qui sépare les deux antipodes supérieures l'une de l'autre est invisible ; celle qui les surmonte est inclinée. Le noyau polaire adjacent est encore à la place où il a pris naissance.

Souvent, les antipodes sont superposées et séparées par des cloisons légèrement courbées vers le haut; c'est le cas de la fig. 160, où l'antipode inférieure s'est même divisée par une cloison qui occupe la place de la vacuole primitive. Le noyau polaire inférieur commence à s'avancer vers le haut, dans la couche de protoplasma qui revêt la paroi du sac embryonnaire.

Dans la fig. 161, les synergides se sont allongées en pointe au sommet ; le noyau de l'oosphère est devenu plus gros que le leur ; le noyau polaire inférieur est parvenu au contact du noyau polaire supérieur resté en place. On constate également que l'une

6

des deux antipodes supérieures, celle de gauche, s'est divisée en deux cellules, contre la paroi du sac embryonnaire.

La fig. 162 nous montre un sac embryonnaire avec quatre antipodes régulièrement superposées : les cloisons sont fortement gonflées, les noyaux assez gros.

Un sac embryonnaire plus avancé en âge (fig. 163) et pris dans un plan perpendiculaire au plan de symétrie, renferme six cellules antipodes, nées par bipartition de chacune des trois cellules primitives ; le sac embryonnaire se renfle légèrement à quelque distance de son extrémité inférieure.

Le nombre des antipodes augmente progressivement et forme un tissu dont l'origine ne peut être mise en évidence que par une étude attentive à partir du plus jeune âge. L'observation d'états intermédiaires pourrait, comme on le conçoit sans peine, faire croire à la présence de véritables anticlines, si l'on omettait quelque phase du développement.

Les cloisons affectent des directions variables. Quelques-uns des noyaux possèdent plusieurs nucléoles et sont proches du phénomène de la division, soit qu'il vienne d'avoir lieu, soit qu'il soit sur le point de se produire (fig. 164). Dans la fig. 165, on remarque une plaque cellulaire encore incomplète à l'équateur d'un tonneau nucléaire. Le gonflement des cloisons varie suivant la partie du tissu considérée; dans le cas actuel il est plus marqué vers le haut. Je n'ai pas trouvé de sac embryonnaire où le nombre des cellules fût plus élevé ; le sac embryonnaire est parvenu, en effet, à son entier développement.

La fusion des noyaux polaires, encore incomplète dans les fig. 163 et 164, a donné un noyau secondaire volumineux, toujours très-rapproché de l'appareil sexuel. L'oosphère s'est allongée en augmentant de volume; les synergides, dont les noyaux n'ont pas grossi, s'avancent vers le haut dans le micropyle.

Que devient le tissu mentionné après la fécondation ? Persiste-t-il et continue-t-il à s'accroître? En me fondant sur des observations, peu nombreuses il est vrai, et que la saison avancée ne m'a pas permis de multiplier, ainsi que sur les phénomènes analogues que nous avons eu l'occasion de rencontrer, j'ai de bonnes raisons de croire qu'il ne concourt nullement à la production de l'endosperme, qu'on sait naître de la division du noyau secondaire du sac embryonnaire, et que son rôle est terminé.

J'ai représenté également le sac embryonnaire du *Doronicum caucasicum* dans un plan perpendiculaire au plan de symétrie, pour montrer qu'à la partie inférieure il n'est pas en contact immédiat avec l'assise de revêtement. On y remarque trois antipodes superposées qui, dans ce genre comme dans la plupart des cas, ne subiront pas des divisions (fig. 166).

Chez les *Petasites albus*, *P. niveus*, l'antipode inférieure peut se diviser dans le cours du développement ; la fig. 167 représente un sac embryonnaire à une époque antérieure à cette partition et à l'élargissement du sac dans sa partie médiane. Le même phénomène se présente aussi dans le *Tussilago*, où la disposition des antipodes est différente, comme l'indique la fig. 168, prise après la formation du noyau secondaire du sac embryonnaire.

Lobéliacées. — Je n'ai observé dans le *Lobelia erinus* que trois cellules filles dans la cellule mère (fig. 169-172). Il est possible qu'il s'en forme quatre, comme dans les espèces voisines; en tout cas, le développement de la dernière cellule fille est manifeste dans les fig. 171 et 172, où les deux cloisons séparatrices des deux cellules supérieures sont encore bien visibles, malgré la gélification du contenu de ces dernières.

Le noyau de la cellule du sac se divise avant la résorption complète des cellules supérieures ; l'épiderme du nucelle ne tarde pas à disparaître et le sac embryonnaire se trouve en contact avec l'assise de revêtement, qui ne l'entoure qu'incomplètement à une période plus avancée, comme dans les cas dont il a été fait mention et dans lesquels le sommet du sac et l'appareil femelle s'insinuent dans le micropyle.

Campanulacées. — La grande cellule mère allongée est comprise à sa partie inférieure entre les cellules de la base du nucelle, qui sont en petit nombre, mais se retrouvent encore au-dessous du sac embryonnaire définitivement constitué (fig. 174). Les cloisons des quatre cellules filles sont tantôt minces, tantôt gonflées; la fig. 173 représente le refoulement des trois cellules filles supérieures, dont les noyaux sont encore intacts. Les phases suivantes se succèdent comme dans les cas précédents. Ici encore, on a pris pour anticlines des cellules sous-jacentes à la cellule du sac embryonnaire.

Après la formation de l'appareil femelle, le sac embryonnaire s'allonge et s'élargit dans sa région supérieure ; les synergides s'avancent fort loin dans le micropyle (fig. 174) ; la fusion des noyaux polaires a lieu vers le centre, là où se termine l'assise de revêtement. Les antipodes, reposant à la base sur les quelques cellules du tissu nucellaire encore existantes, sont rarement en superposition régulière.

RÉSULTATS GÉNÉRAUX.

Les observations qui précèdent nous permettent d'établir un certain nombre de conclusions, concernant à la fois l'origine du sac embryonnaire et les formations dont il est le siège.

I. — Le sac embryonnaire ne provient jamais de la fusion de deux cellules ; il est dû constamment à l'agrandissement d'une seule cellule. Tout en étant généralement la cellule fille inférieure parmi celles qui naissent dans la cellule mère, la cellule qui s'agrandit en sac embryonnaire peut être aussi l'une des autres cellules filles, de sorte qu'une certaine équivalence tend à s'établir entre elles. Dans ce dernier cas seulement, il existe une ou plusieurs anticlines.

Tantôt la cellule axile sous-épidermique du nucelle se divise en donnant immédiatement au contact de l'épiderme une cellule apicale ou initiale de la calotte, et au-dessous une cellule subapicale ou cellule mère ; tantôt elle est, dès l'origine, la cellule mère du sac embryonnaire.

Les deux cas se présentent chez les Monocotylédones et chez les Dialypétales ; mais, chez les Gamopétales, le premier n'a pas encore été rencontré.

Chez les Monocotylédones, la cellule mère reste indivise ou se partage en un nombre variable de cellules filles. Il peut y avoir à l'origine deux cellules prédestinées, mais une seule cellule mère se développe. Elle ne se divise pas dans le *Lilium*, le *Tulipa*, et devient directement sac embryonnaire. Elle donne deux cellules filles (*Cornucopiæ*, *Commelyna*, *Narcissus*, etc.), ou bien trois (*Tricyrtis*, *Yucca*, *Iris*, *Canna*, etc.), ou même quatre cellules filles secondaires (*Bilbergia*, plusieurs Graminées, d'après M. Fischer, *Hemerocallis*, *Tritonia*, etc. d'après M. Strasburger).

Chez les Dialypétales, plusieurs cellules mères peuvent se développer, et même dans un assez grand nombre de Rosacées, dans l'*Helianthemum* (Fischer), leur existence paraît constante, mais il n'y a finalement qu'un sac embryonnaire. La cellule mère donne naissance, soit à trois cellules filles, formées en direction basipète (*Œnothera*, *Saxifraga*, *Berberis*, *Ceratocephalus*, *Clematis*, *Capsella*, etc.), soit à quatre cellules filles secondaires, nées par bipartition des cellules primaires (*Cuphea*, *Malva*, *Helleborus*, *Delphinium*, etc.), soit enfin à un plus grand nombre (jusqu'à six chez les Rosacées).

Chez les Gamopétales, la formation de quatre cellules filles secondaires paraît être le cas général (excepté *Lonicera*, souvent *Lobelia*, etc.).

Dans la plupart des Angiospermes, la cellule du sac est la cellule fille inférieure ; cependant cette règle présente des exceptions (*Agraphis*, *Loranthus*, *Rosa*, *Pyrethrum*, qui possèdent alors une ou plusieurs anticlines) ; il faut aussi tenir compte de la tendance qu'ont les autres cellules filles à jouer le même rôle. Cette tendance se manifeste par le développement qu'offrent parfois deux cellules adjacentes, dont le noyau se divise comme celui de la cellule du sac. Il en est ainsi dans le *Narcissus*, le *Melica*, le *Convallaria*, les Rosacées, et dans le *Cercis* et quelques Légumineuses, d'après mes recherches antérieures. Une certaine équivalence peut donc s'établir entre les cellules filles, comme MM. Treub et Mellink l'ont montré les premiers.

Les cloisons des cellules filles sont souvent, selon la remarque de M. Warming, épaisses, réfringentes et non sans analogie avec celles de l'anthère. Mais cet aspect et cette nature ne sont-ils pas dus simplement à leur apparition toute récente ou à la rapidité de leur résorption ?

II. — Examinons maintenant les formations internes du sac embryonnaire.

Le nombre des cellules de l'appareil femelle et des antipodes, à part les exceptions connues (*Santalum*, *Gomphrena*, *Loranthus*), est remarquablement constant ; mais leur disposition et leur manière d'être sont assez variables.

Chez les Monocotylédones, les synergides occupent le sommet du sac embryonnaire ; elles sont dans la plupart des cas pourvues d'une vacuole et de forme ovoïde. L'oosphère s'insère, soit à la même hauteur, au sommet (*Commelyna*, *Aloe*, *Narcissus*, *Canna*, *Ornithogalum*), soit plus bas, latéralement (*Cornucopiæ*, *Yucca*, *Crocus*, etc.). Les rapports des cellules sexuelles avec le plan de symétrie sont difficiles à préciser. Les antipodes restent souvent fort petites (*Tricyrtis*, *Yucca*, *Aloe*, etc.), ou bien deviennent presque aussi volumineuses que les cellules sexuelles (*Commelyna*, *Agraphis*, *Narcissus*, *Ruscus*) ; parfois même elles se divisent (Graminées). La fusion des noyaux polaires a lieu le plus souvent vers le centre du sac embryonnaire, rarement vers le haut (*Cornucopiæ*).

Chez les Dialypétales, les synergides placées au sommet sont rarement dépourvues de vacuoles à l'âge adulte. L'oosphère se distingue par son noyau situé à la base ; elle a une insertion latérale et descend généralement beaucoup plus bas que les deux cellules précédentes. Les antipodes sont tantôt petites (*Saxifraga*, *Mesembrianthemum*, Caryophyllées, Crucifères), tantôt volumineuses (Nyctaginées, Renonculacées, *Anoda*). La fusion des noyaux polaires s'effectue vers le centre dans les *Ribes*, Renonculacées, *Mahonia*, *Ruta*, *Polygala*, etc. ; vers le haut dans les Rosacées, *Œnothera*, *Cuphea*, *Silene*, *Capsella*, *Sida*, etc.

Chez les Gamopétales, les synergides, placées de chaque côté du plan de symétrie, ont une forme caractéristique ; dans la plupart des cas, elles s'allongent et se rétrécissent en pointe au sommet ; leur vacuole est volumineuse. L'oosphère s'insère toujours latéralement et possède un noyau plus gros que celui des synergides ; on détermine facilement sa position dans le plan de symétrie. Les antipodes sont rarement situées au même niveau (*Cestrum*, *Pterocephalus*, *Lonicera*), plus souvent superposées et pouvant parfois se multiplier et former un tissu de nature spéciale (*Conyza*). Les noyaux polaires se fusionnent vers le centre (*Jasminum*, *Lophospermum*, *Cestrum*, *Pterocephalus*, *Lonicera*, etc.) ou vers le haut, au voisinage de l'oosphère (Composées).

Cette fusion remarquable des noyaux polaires détachés des deux groupes cellulaires du sac embryonnaire constitue, comme il fut facile d'en faire la remarque dès la découverte de M. Strasburger, un argument très sérieux contre l'hypothèse de M. Warming. Nous savons comment on a tenté de l'expliquer par la fusion préalable de deux cellules en une seule. Mais toute autre est l'origine du sac embryonnaire, et il faut chercher ailleurs les liens susceptibles de rattacher les Angiospermes aux Gymnospermes et aux Cryptogames. Jetons, pour terminer, un coup d'œil rapide sur les phénomènes de la reproduction sexuée dans ces différents groupes, et recherchons leurs véritables homologies.

APERÇU THÉORIQUE.

Plus on s'élève dans la série des Cryptogames, plus s'accentue la différence des sexes, et plus grande aussi est la réduction présentée par la génération sexuée.

Dans les Fougères et les Prêles, les prothalles sont tous issus de spores semblables et portent les anthéridies et les archégones ;

dans les Rhizocarpées et certaines Lycopodiacées, la double nature des spores indique à l'avance la séparation des sexes. Cependant on observe déjà, chez les premières, une tendance à la diœcie, car le prothalle de l'Osmonde ne porte souvent que des anthéridies ; dans tous les cas, la génération sexuée, représentée par lui, a une existence indépendante.

Il n'en est plus de même chez les Rhizocarpées ; la séparation des sexes est portée beaucoup plus loin : le sporocarpe du *Marsilia* et du *Pilularia* est bisexué et porte à la fois les microsporanges et les macrosporanges ; celui du *Salvinia* est unisexué.

Le prothalle femelle, issu de la macrospore, se montre comme un petit appendice, d'abord contenu dans son intérieur et plus tard nourri par elle quand il se développe au dehors ; dans plusieurs Lycopodiacées, il s'accroît à l'intérieur même de la macrospore, dont la membrane se rompt pour l'amener au jour.

Le prothalle mâle, issu de la microspore, se réduit lui-même de plus en plus. La microspore du *Salvinia*, renfermée dans le sporange, développe son endospore en un tube qui perce la paroi de ce dernier et se cloisonne pour donner une cellule terminale constituant l'anthéridie, qui bientôt se partage en deux cellules produisant chacune quatre cellules mères d'anthérozoïdes. Le prothalle mâle est donc très rudimentaire.

Dans les *Marsilia* et *Pilularia*, les anthérozoïdes sont produits à l'intérieur même de la microspore. Le contenu protoplasmique de cette dernière se contracte et se divise en huit cellules primordiales, qui se partagent ensuite chacune en quatre et fournissent trente-deux cellules mères d'anthérozoïdes. M. Millardet considère comme anthéridie ce corps pluricellulaire, tandis que l'espace compris entre lui et l'endospore, et plein d'un suc pourvu de nombreux grains amylacés, constitue le rudiment d'un prothalle mâle.

Ce savant a aussi établi ce fait, important au point de vue de l'affinité des Cryptogames supérieures avec les Phanérogames, que le contenu de la microspore ne se change pas tout entier, comme on l'avait cru, en cellules mères d'anthérozoïdes. La microspore de l'*Isoetes* se partage, à la germination, en deux cellules inégales : une petite stérile, et une grande fertile occupant tout le reste de la capacité interne. La première a une enveloppe de cellulose et ne subit pas de changement notable ; la seconde, au contraire, se divise en quatre cellules primordiales dépourvues de membranes cellulosiques et dont les deux ventrales produisent, selon cet auteur, chacune deux cellules mères d'anthérozoïdes.

Dans les *Selaginella*, M. Pfeffer a reconnu de même la formation d'une petite cellule stérile et d'une grande cellule fertile qui se partage en six ou huit cellules primordiales produisant les anthérozoïdes.

Si maintenant, des plantes qui précèdent, on s'élève aux Gymnospermes, on remarque que les microspores ou grains de pollen se forment dans des microsporanges ou sacs polliniques séparés, soit sur la même plante, soit sur des plantes différentes.

Le grain de pollen, dans lequel M. Strasburger a démontré, contrairement aux assertions de Schacht, l'existence d'une seule partition, présente une étroite parenté avec la microspore des Sélaginelles. L'une des deux cellules s'allonge en tube pollinique et représente une anthéridie ; l'autre est l'équivalent d'un prothalle mâle rudimentaire. Les cellules nues, observées jadis par Hofmeister et plus récemment par M. Strasburger, à l'extrémité du boyau pollinique, peuvent être comparées à des cellules mères d'anthérozoïdes. L'analogie se poursuit donc ici jusque dans les détails.

Elle est encore plus évidente si l'on examine le mode de formation des microspores des Cryptogames et celui des grains de pollen des Gymnospermes. Le sac pollinique présente à la fois, dans ses propriétés morphologiques et anatomiques, de frappantes analogies avec le sporange des Cryptogames. Dans le sac pollinique comme dans le sporange, les cellules mères naissent par isolement de cellules d'abord réunies en tissu et se divisent en quatre. Les Gymnospermes se montrent intermédiaires entre les Cryptogames et les Angiospermes, car les sacs polliniques des Cycadées et de certaines Conifères rappellent immédiatement, par leur forme et leur disposition, les sporanges de certaines Cryptogames vasculaires. M. Treub a pu constater, récemment encore[1], que le développement des sacs polliniques du *Zamia muricata* présente de nombreux points de ressemblance avec les indications données par M. Goebel sur l'évolution des sporanges[2].

Les observations de M. Strasburger et de M. Elfving nous ont fait connaître l'existence d'une division dans le grain de pollen des Angiospermes[3]. Il s'y forme deux cellules : l'une appelée cellule végétative, pouvant produire par des divisions ultérieures un prothalle de deux ou trois cellules ; l'autre, plus grande, qui formera le tube pollinique, et dont le noyau ne paraît se diviser, dans les cas observés jusqu'à ce jour, que chez les Cypéracées. Ce noyau se rend à l'extrémité du tube et semble jouer le rôle le plus important dans la fécondation ; souvent aussi, celui de la petite cellule s'introduit dans le tube après la résorption de la mince cloison qui le séparait de la grande cellule.

Les découvertes récentes ont ainsi montré que les phénomènes présentés par l'organe mâle des Angiospermes se rapprochent beaucoup plus qu'on ne l'avait pensé de ceux qu'on observe chez les Gymnospermes et les Cryptogames vasculaires.

Peut-on de même établir l'homologie des organes femelles de ces trois groupes ?

Chez les Cryptogames, la macrospore des Rhizocarpées produit à son intérieur, aux dépens d'une petite portion de protoplasma, un prothalle femelle qui ne s'échappe que plus tard et partiellement de la cavité.

---

[1] Treub ; Recherches sur les Cycadées. Leyde, 1881. (*Extrait des Annales de Botanique de Buitenzorg*, vol. II, pag. 32-53.)

[2] K. Goebel ; Beitr. zur vergl. Entwickel. gesch. der Sporangien, *Bot. Zeit.*, 1880, n°s 32, 33.

[3] Fr. Elfving ; Studien über die Pollenkorner d. Angiosp. (*Jenaische Zeitschrift*, tom. XIII, 1879.)

Dans le *Salvinia*, ce prothalle est formé d'un tissu relativement assez abondant et riche en chlorophylle, qui perce les membranes de la papille de la spore et montre à l'extérieur une surface convexe. Il est séparé de la cavité sous-jacente par une lamelle de cellulose ou diaphragme se rattachant circulairement au pourtour de l'endospore. Plusieurs archégones naissent dans le tissu sous forme d'une cellule centrale recouverte par quatre cellules superficielles, qui se subdivisent pour donner les cellules de fermeture et le col de l'archégone.

Dans le *Marsilia* et le *Pilularia*, le prothalle femelle est extrêmement réduit ; il s'échappe aussi par la papille terminale de la macrospore, tout en demeurant caché au fond de l'entonnoir formé par les couches membraneuses externes. Il ne s'y produit qu'un seul archégone, dont le col fait bientôt saillie au dehors. La cellule centrale se comporte comme dans le cas précédent.

Chez les Lycopodiacées, le prothalle femelle est, à un plus haut degré encore que chez les Rhizocarpées, une formation endogène. Il affecte une ressemblance encore plus grande avec celui qu'on rencontrera chez les Gymnospermes et même chez les Angiospermes.

La macrospore de l'*Isoetes* se remplit d'un tissu cellulaire qui, en se développant, détermine la rupture des membranes de la spore. Un archégone apparaît alors dans la partie du prothalle amenée au jour ; il peut, s'il n'est pas fécondé, être suivi de plusieurs autres.

La macrospore des *Selaginella* offre déjà dans le sporange un tissu de petites cellules, courbé en forme de ménisque et constituant le prothalle proprement dit. Mais bientôt il se forme au-dessous du prothalle, dans la cavité même de la spore, un nouveau tissu qu'on a cru pouvoir comparer à l'endosperme des Angiospermes, en raison de l'époque de son apparition. La formation des archégones dans le prothalle commence avant la rupture de l'exospore.

Les Gymnospermes présentent de grandes analogies avec ces dernières plantes. Le sac embryonnaire ou macrospore donne naissance à un endosperme ou prothalle (différent, par conséquent, de ce qu'on appelle endosperme chez les Sélaginelles) produisant les corpuscules ou archégones, qui restent enfermées dans la macrospore. L'archégone consiste en une cellule centrale surmontée d'une ou de deux assises de quatre cellules ; chez les Abiétinées, cette cellule se divise, d'après M. Strasburger, pour donner une cellule de canal au-dessus de l'oosphère. L'homologie entre le sac embryonnaire des Gymnospermes et la macrospore semble donc parfaitement fondée.

En cherchant à établir une semblable comparaison avec les Angiospermes, on avait pu reconnaître que le sac embryonnaire ne donne pas un endosperme de même nature morphologique que celui des Gymnospermes. Les Angiospermes paraissaient se rapprocher davantage des Sélaginelles, en raison du tissu spécial formé après le prothalle et existant avec lui au moment de la fécondation. Ce tissu semblait être l'équivalent de l'albumen, qui naît après la fécondation dans les Monocotylédones et les Dicotylédones, chez lesquelles, par suite d'une réduction portée au dernier degré, le prothalle ne serait représenté que par les vésicules antipodes ; les vésicules embryonnaires seraient des archégones, composées uniquement de la cellule centrale ou bien réduites à l'oosphère. Le sac embryonnaire étant considéré comme la macrospore, le nucelle devenait l'équivalent du macrosporange.

Mais ces homologies parurent tout à coup inacceptables quand M. Strasburger découvrit les phénomènes qui se passent dans le sac embryonnaire. La division des noyaux diffère entièrement de ce qu'on observe dans les Gymnospermes ; une opposition complète se manifeste entre les noyaux qui occupent les deux extrémités du sac ; les synergides ont une tout autre origine que la cellule de canal des archégones, et c'est à peine si l'opposition des deux groupes nucléaires est atténuée par la fusion des deux noyaux polaires en un noyau secondaire du sac embryonnaire.

Aussi n'est-il pas étonnant que M. Warming ait essayé de rétablir les liens qui paraissaient brisés par cette découverte, en prenant pour point de départ l'homologie du sac à pollen et du microsporange, basée sur les caractères histologiques et morphologiques. Le nucelle étant l'homologue du macrosporange, les cellules mères primordiales doivent, dans l'une comme dans l'autre, se diviser en cellules mères spéciales qui produiront chacune une tétrade de spores. Les vésicules embryonnaires et les antipodes sont des spores ; la spore ne germe pas : il ne se développe ni prothalle ni archégone ; l'une des spores devient l'oosphère : il y a donc un raccourcissement considérable de la génération sexuée.

Mais, malgré l'appui que les observations de M. Vesque ont paru fournir à cette hypothèse, nous savons que de telles homologies sont dénuées de fondement. L'opinion émise par M. Strasburger dans son dernier ouvrage reste jusqu'à ce jour la plus rationnelle.

Le sac embryonnaire est assimilable à une macrospore. Le prothalle, qui se forme dans la spore, est représenté : chez les Gymnospermes, par l'endosperme ; chez les Angiospermes, par les cellules de l'appareil sexuel, les antipodes et les deux noyaux polaires. Les cellules endospermiques peuvent s'adapter à des fonctions spéciales : chez les Gymnospermes, l'une d'elles forme un archégone rudimentaire, et même, chez le *Welwitschia*, elle devient directement oosphère. Cette réduction de l'archégone se continue chez les Angiospermes : les synergides, naissant en même temps que l'oosphère, ne peuvent pas être comparées aux cellules de canal des archégones ; ce sont des cellules endospermiques qui, par une adaptation à une fonction nouvelle, ont acquis une forme et une place spéciales. Enfin l'albumen, qui naît après la fécondation par la division du noyau secondaire du sac embryonnaire, n'est que la reprise d'un développement interrompu.

EXPLICATION DES PLANCHES.

(Les chiffres placés entre parenthèses indiquent le grossissement.)

Planche IX.

Fig. 1-6. Cornucopiæ nocturnum (220).

Fig. 1. Nucelle après le dédoublement de la cellule axile sous-épidermique.

Fig. 2. Cellule mère partagée au centre par une cloison un peu épaissie.

Fig. 3. Destruction de la cellule apicale, représentant la calotte. La cellule du sac a divisé son noyau.

Fig. 4. Les deux synergides n'ont pas encore de vacuole; l'oosphère est insérée plus bas, latéralement ; les noyaux polaires sont encore en place ; les antipodes ont une membrane cellulaire.

Fig. 5. Sac embryonnaire avant la fusion des noyaux polaires ; le noyau inférieur a remonté vers le noyau supérieur ; les synergides ont leurs vacuoles.

Fig. 6. Sac embryonnaire adulte montrant la disposition des cellules de l'appareil femelle, la fusion des noyaux polaires à côté de l'oosphère, la position et les noyaux des antipodes.

Fig. 7-11. Commelyna stricta (220).

Fig. 7. Nucelle avant la division de la cellule axile sous-épidermique.

Fig. 8. Division de la cellule sous-épidermique ou cellule mère en deux cellules filles inégales.

Fig. 9. Gélification de la cellule fille supérieure. Les deux noyaux du sac sont en division aux deux extrémités.

Fig. 10. Formation complète des noyaux du sac embryonnaire.

Fig. 11. Sac embryonnaire adulte. Les cellules sexuelles sont insérées sensiblement au même niveau. Fusion polaire centrale.

Fig. 12-15. Tricyrtis hirta (280).

Fig. 12. La cellule sous-épidermique est ici la cellule mère et divise son noyau.

Fig. 13. La cloison formée est plus proche du sommet ; la cellule fille inférieure se divisera encore une fois.

Fig. 14. Après la formation d'une deuxième cloison, la cellule du sac refoule les deux cellules superposées.

FIG. 15. Sac embryonnaire avant la fusion des noyaux polaires, offrant encore au sommet quelques cellules épidermiques du nucelle ; les antipodes ne présentent pas de membrane cellulaire.

FIG. 16-25. Yucca gloriosa (240).

FIG. 16. Nucelle au moment de l'apparition du tégument interne. La cellule axile sous-épidermique a donné l'initiale de la calotte et la cellule mère.

FIG. 17. La calotte est formée de deux cellules collatérales ; la cellule mère est indivise.

FIG. 18. Deux cellules filles sont nées dans la cellule mère, qui s'est partagée au centre par une cloison épaissie.

FIG. 19. La calotte est réduite à sa cellule initiale; son contenu est granuleux comme celui des cellules filles.

FIG. 20. La cellule apicale s'est divisée transversalement par une cloison réfringente ; la cellule mère a donné deux cellules filles séparées par une épaisse cloison à convexité inférieure.

FIG. 21. La cellule de gauche de la calotte s'est segmentée horizontalement. La cellule mère a formé successivement deux cloisons en direction basipète.

FIG. 22. Gélification de l'unique cellule de la calotte. Les cellules filles sont plus volumineuses que dans la figure précédente.

FIG. 23. La cellule du sac, inférieure, a refoulé celles qui la surmontent et divisé son noyau.

FIG. 24. Sac embryonnaire avec deux noyaux à chaque extrémité séparés par une vacuole.

FIG. 25. Sac embryonnaire avant l'âge adulte : la synergide de droite offre déjà une vacuole sous son noyau ; l'oosphère est insérée plus bas, latéralement ; les antipodes n'offrent pas de membrane cellulaire ; le noyau polaire inférieur n'a pas encore commencé la marche vers le haut.

FIG. 26-28. Agraphis campanulata (220).

FIG. 26. Nucelle pourvu d'une calotte très épaisse et accru surtout dans la région supérieure. La cellule mère, profondément située, s'est divisée en deux cellules filles ; la cellule fille supérieure, plus grande, est la cellule du sac, elle a divisé son noyau ; l'inférieure est une anticline.

FIG. 27. Chacun des noyaux est en division dans les deux cellules.

FIG. 28. Sac embryonnaire après la formation complète des noyaux

l'anticline en possède quatre; les deux noyaux polaires se rapprochent pour se confondre.

FIG. 29-33. **Ornithogalum pyrenaicum** (280).

FIG. 29. Le nucelle offre deux cellules prédestinées, plus grandes que les autres.

FIG. 30. Il existe une calotte de deux cellules collatérales. La cellule mère divise son noyau.

FIG. 31. Une cloison ondulée et épaisse s'est formée vers le centre de la cellule mère. La cellule de droite de la calotte s'est divisée transversalement.

FIG. 32. La calotte est formée de quatre cellules. La cellule du sac a refoulé la cellule fille supérieure et divisé son noyau ; les filaments connectifs sont encore visibles au contact des deux nouveaux noyaux, qui seront bientôt séparés par une vacuole.

FIG. 33. Sac embryonnaire après la formation des deux groupes de noyaux.

FIG. 34. **Aloe sinensis.** Sac embryonnaire adulte, montrant au sommet, sur le même plan, les synergides et l'oosphère ; les antipodes sont réduites à l'état de noyaux. La fusion des noyaux polaires a eu lieu vers la base.

PLANCHE X.

FIG. 35-37. **Narcissus micranthus** (220).

FIG. 35. La cellule mère sous-épidermique s'est divisée en deux cellules inégales qui contiennent chacune deux noyaux. L'inférieure est la cellule du sac.

FIG. 36. Refoulement de la cellule supérieure ; les deux noyaux de la cellule inférieure sont en division.

FIG. 37. Sac embryonnaire presque adulte. L'oosphère est insérée à droite au même niveau que les synergides ; elle s'en distingue pas l'absence de vacuole. Les antipodes sont très développées.

FIG. 38. **Crocus sativus** (220). Les synergides sont allongées en pointe et occupent le sommet du sac ; les stries ne sont pas nettement visibles. L'oosphère est latérale, la fusion des noyaux polaires incomplète.

FIG. 39-42. **Canna indica** (220).

FIG. 39. La calotte présente deux cellules ; la cellule mère a donné trois cellules filles.

Fig. 40. Refoulement des deux cellules filles supérieures et de la calotte ; le sac embryonnaire contient déjà quatre noyaux.

Fig. 41. L'appareil sexuel est complet ; les synergides et l'oosphère possèdent une très mince membrane ; les noyaux polaires sont encore à leur place primitive.

Fig. 42. Sac embryonnaire adulte : l'oosphère est au premier plan, largement insérée au sommet à côté des synergides ; la fusion des noyaux polaires est centrale.

Fig. 43-47. Eriobotrya japonica (220).

Fig. 43. Nucelle présentant trois cellules mères subdivisées chacune en trois cellules filles ; les cloisons sont épaissies et le protoplasma granuleux ; la cellule mère axile est surmontée d'une calotte unicellulaire.

Fig. 44. L'épiderme du nucelle se dédouble au sommet. La cellule fille inférieure de la série axile a divisé son noyau et commence à comprimer les cellules voisines.

Fig. 45. L'avant-dernière cellule fille de la série axile se développe en sac embryonnaire ; au-dessous d'elle est une anticline.

Fig. 46. Sac embryonnaire presque adulte. A droite est une cellule pourvue de deux noyaux, qui représente une cellule fille de la série latérale.

Fig. 47. Sac embryonnaire surmontant deux anticlines ; à gauche est une cellule encore intacte. La fusion des noyaux polaires se fera vers l'appareil femelle. L'oosphère allongée s'insère au sommet ; les synergides ont une grande vacuole ; les antipodes sont très développées.

Fig. 48-51. Œnothera tetraptera (220).

Fig. 48. Nucelle avec la cellule axile prédestinée.

Fig. 49. Calotte de deux cellules ; cellule mère divisée en trois cellules filles.

Fig. 50. Refoulement des deux cellules filles supérieures.

Fig. 51. Sac embryonnaire avant la fusion des noyaux polaires. Les antipodes sont peu développés.

Fig. 52-58. Cuphea Jorullensis (220).

Fig. 52. Nucelle avec la cellule du sac située profondément vers la base ; la calotte se compose de trois cellules allongées.

Fig. 53. Cellule du sac plus grande, avant la destruction complète de celles qui la surmontent.

Fig. 54. Division des deux noyaux du sac aux deux extrémités.

8

Fig. 55. Sac embryonnaire surmonté d'un tissu épais ; deux noyaux sont à chaque extrémité.

Fig. 56. Sac embryonnaire aussitôt après la formation des huit noyaux. Les trois cellules sexuelles sont déjà assez grosses ; l'oosphère est accolée à droite contre la paroi, au-dessous des synergides.

Fig. 57. Sac embryonnaire après la destruction du tissu superposé. Les synergides n'offrent pas encore de vacuole ; l'oosphère est insérée à côté d'elle vers le sommet. Le noyau polaire inférieur a franchi toute la distance qui le séparait du noyau supérieur.

Fig. 58. État plus avancé de l'appareil femelle ; les synergides ont formé leur vacuole. L'insertion de l'oosphère est apicale ; la fusion polaire est très tardive.

Fig. 59-61. **Mesembrianthemum Ecklonis** (220).

Fig. 59. Nucelle avant la division de la cellule axile sous-épidermique.

Fig. 60. La cellule mère a donné deux cellules filles inégales, séparées par une cloison épaissie au centre.

Fig. 61. Une nouvelle cloison s'est formée dans la cellule mère ; le nombre des divisions est achevé.

Fig. 62-67. Silene obtusifolia (220).

Fig. 62. Nucelle avec les deux téguments encore peu développés. La calotte se compose de deux cellules ; la cellule mère est indivise.

Fig. 63. Coupe du nucelle et des téguments au moment de l'agrandissement de la cellule du sac.

Fig. 64. Sac embryonnaire avec ses deux groupes de cellules.

Fig. 65. Le sac embryonnaire s'allonge en pointe au sommet ; le noyau polaire inférieur s'avance pour se fusionner avec celui du haut. L'oosphère est déjà distincte des synergides par sa longueur plus prononcée.

Fig. 66. Sac embryonnaire plus âgé ; l'oosphère est à gauche avec le noyau à la base ; les vacuoles se sont formées dans les synergides.

Fig. 67. Sac embryonnaire adulte, après la fusion des noyaux polaires ; le noyau de l'oosphère a grossi notablement ; ceux des synergides sont petits. Les antipodes sont en voie de résorption.

PLANCHE XI.

FIG. 68. Mirabilis Jalapa (180). Sac embryonnaire contenant à la base des antipodes à gros noyaux et à parois épaisses.

FIG. 69-80. Clematis cirrhosa (280), sauf fig. 74, dont le grossissement est de 40.

FIG. 69. Nucelle très jeune offrant sous l'épiderme une cellule axile un peu plus grande que ses voisines. Cette cellule est la cellule mère.

FIG. 70. La cellule mère s'est divisée transversalement, son contenu est granuleux ; les cellules latérales se segmentent tangentiellement.

FIG. 71. Une nouvelle division s'est opérée au-dessous de la première dans la cellule mère.

FIG. 72. Nucelle entouré partiellement par l'unique tégument ovulaire.

FIG. 73. Les deux cellules filles supérieures sont comprimées par le tissu latéral du nucelle ; le noyau de la cellule du sac s'est déjà divisé.

FIG. 74. Coupe longitudinale d'un ovaire renfermant un ovule normalement accru et deux ovules arrêtés dans leur développement.

FIG. 75. Le plus gros de ces deux derniers ovules, toujours dépourvu de tégument, offre sous l'épiderme nucellaire deux grandes cellules dont l'une contient quatre noyaux et ressemble à un sac embryonnaire en voie de développement.

FIG. 76. Ovule avorté, au sommet du carpelle, presque réduit à son extrémité nucellaire et présentant une seule cellule pourvue de quatre noyaux.

FIG. 77. Sac embryonnaire après la division des deux noyaux à chaque extrémité.

FIG. 78. Sac embryonnaire après la constitution définitive de l'appareil interne. Les synergides et l'oosphère sont pourvues d'une mince membrane ; les antipodes sont encores assez réduites ; les noyaux polaires se sont déjà rapprochés.

FIG. 79. Sac embryonnaire plus âgé ; une vacuole s'est formée dans la synergide de droite ; l'oosphère s'allonge sensiblement ; la fusion des noyaux polaires n'a pas encore eu lieu. Les antipodes, situées sur un même plan au fond du sac, offrent déjà chacune deux noyaux accolés.

FIG. 80. Appareil femelle adulte, présentant les dimensions et la position respectives des cellules. Les synergides possèdent une grande vacuole; l'oosphère, très allongée, plus étroite à la base qu'au sommet, a toujours son noyau à l'extrémité inférieure surmonté d'un protoplasma raréfié ou même d'une vacuole.

FIG. 81-83. **Helleborus fœtidus** (220).

FIG. 81. Nucelle montrant la cellule mère subdivisée en trois cellules filles, dont l'inférieure contient un noyau qui est lui-même en division. Les cellules épidermiques du sommet se sont dédoublées tangentiellement. Il n'y a pas de calotte.

FIG. 82. Il existe une calotte de deux cellules collatérales. La cellule du sac commence à s'agrandir.

FIG. 83. Gélification et compression exercée par le tissu latéral du nucelle sur les cellules filles superposées à la cellule du sac; cette dernière a divisé son noyau et se développe en sac embryonnaire.

FIG. 84. **Eranthis hiemalis** (220). Sac embryonnaire quelque temps avant l'état adulte, montrant la position et l'insertion de l'oosphère. La fusion des noyaux polaires vient d'avoir lieu.

FIG. 85-86. **Hepatica triloba** (320).

FIG. 85. Sac embryonnaire adulte offrant au sommet l'oosphère allongée et les synergides avec vacuole; les antipodes ont pris un grand développement: celle du premier plan est seule visible entièrement et possède quatre noyaux accolés, formés par fragmentation. Le gros noyau secondaire du sac embryonnaire est situé dans le voisinage des antipodes, par suite de l'accroissement qu'elles ont pris.

FIG. 86. Trois antipodes à un âge plus avancé. Le noyau de l'antérieure s'est partagé en six fragments arrondis, dont deux offrant plusieurs nucléoles.

FIG. 87-89. **Mahonia indica** (280).

FIG. 87. La cellule axile sous-épidermique a donné l'initiale de la calotte et la cellule mère.

FIG. 88. La cellule mère s'est divisée en trois cellules filles, en direction basipète; la calotte est formée de quatre cellules.

FIG. 89. Sac embryonnaire après la formation complète de ses éléments. La fusion des noyaux polaires a lieu contre la paroi.

FIG. 90-101. **Capsella Bursa-pastoris** (340).

Fig. 90. Nucelle au moment de l'apparition du tégument interne. La cellule mère termine la série axile.

Fig. 91. Nucelle offrant deux cellules mères, dont l'une est déjà plus grande que sa voisine.

Fig. 92. Premier cloisonnement de la cellule mère ; la cellule fille inférieure s'agrandit.

Fig. 93. Une seconde cloison s'est formée dans la cellule fille inférieure ; les cloisons sont légèrement courbées vers le haut.

Fig. 94. Refoulement des deux cellules filles supérieures, dont les cloisons ne sont pas encore résorbées. Le nucelle s'incurve de plus en plus.

Fig. 95. Développement anormal consistant en ce que la cellule fille supérieure a subi un cloisonnement longitudinal ; l'inférieure contient déjà quatre noyaux.

Fig. 96. Destruction de l'épiderme au sommet et sur les côtés ; le sac embryonnaire contient deux noyaux séparés par une vacuole.

Fig. 97. Chaque noyau se divise aux deux extrémités.

Fig. 98. Coupe d'un ovule passant par le plan de symétrie, destinée à montrer les rapports des différentes parties constitutives au moment de la constitution définitive de l'appareil sexuel.

Fig. 99. Sac embryonnaire présentant la disposition de ses éléments aussitôt après la dernière division des noyaux.

Fig. 100. État plus âgé ; les synergides se sont allongées et forment leurs vacuoles ; l'oosphère, déjà très grosse, descend au-dessous d'elles ; les antipodes sont presque méconnaissables ; les noyaux polaires se rapprochent.

Fig. 101. Sac embryonnaire adulte, avec le tissu formant la base du nucelle. Le noyau de l'oosphère est volumineux ; près d'elle, dans le protoplasma accumulé dans la moitié supérieure du sac, se trouve le noyau secondaire ; les antipodes ne sont plus distinctes.

Planche XII.

Fig. 102-108. Ruta graveolens (280).

Fig. 102. Nucelle avec la cellule mère encore indivise.

Fig. 103. La calotte est formée de trois cellules superposées. Une cloison s'est formée dans la cellule mère.

Fig. 104. La cellule fille supérieure se divise en deux nouvelles cellules.

Fig. 105. Aspect des trois cellules filles ainsi formées dans une cellule mère assez petite.

Fig. 106. Refoulement des deux cellules supérieures ; le noyau de la cellule du sac s'est divisé.

Fig. 107. Chaque noyau s'est divisé à son tour, une vacuole sépare les deux groupes.

Fig. 108. Sac embryonnaire adulte possédant deux synergides étroitement accolées et une longue oosphère rétrécie à la base ; la fusion des noyaux polaires a eu lieu vers le centre ; les antipodes sont disposées, l'une au fond du sac, les deux autres plus haut et côte à côte.

Fig. 109-114. Polygala myrtifolia (280).

Fig. 109. La cellule mère a donné trois cellules filles ; la calotte est formée de deux cellules collatérales.

Fig. 110. Dédoublement de l'épiderme au sommet ; calotte de quatre cellules. La cellule du sac commence son évolution.

Fig. 111. Le noyau primaire s'est divisé avant la destruction du tissu superposé.

Fig. 112. Division des noyaux dans deux plans différents.

Fig. 113. Jeune sac embryonnaire aussitôt après l'achèvement des divisions internes.

Fig. 114. Sac embryonnaire presque adulte, recouvert par l'épiderme du nucelle dédoublé. L'oosphère latérale est dirigée obliquement; les noyaux polaires se rapprochent l'un de l'autre sur le centre du sac embryonnaire ; les antipodes sont étroitement accolées sur deux plans dans la partie inférieure.

Fig. 115-116. Ricinus communis (280).

Fig. 115. La cellule mère, déjà divisée en trois cellules filles, est profondément située dans le tissu du nucelle, dont l'épiderme se dédouble au sommet.

Fig. 116. Cloisonnement basipète de la cellule mère, surmontée d'une calotte composée de deux séries de cellules.

Fig. 117-121. Anoda hastata (280).

Fig. 117-118. Cellule mère surmontée d'une calotte à segmentations variables.

Fig. 119. Sac embryonnaire offrant au sommet les trois cellules sexuelles presque semblables; au centre, les deux noyaux polaires accolés; à la base, les trois cellules antipodes.

Fig. 120. Sommet du sac embryonnaire destiné à montrer la différenciation des cellules de l'appareil femelle.

Fig. 121. Antipodes contenant chacune deux noyaux non séparés par des cloisons.

Fig. 122. **Sida arborea** (280). Sac embryonnaire avant la fusion des noyaux polaires au voisinage de l'oosphère. L'insertion de cette dernière est nettement latérale; les antipodes ne divisent pas leurs noyaux.

Fig. 123. **Malva Capensis** (280). La cellule mère a donné quatre cellules filles, dont l'inférieure commence son évolution. Il existe une petite calotte quadricellulaire.

Fig. 124-131. **Salvia pratensis** (310).

Fig. 124-126. Succession des divisions de la cellule mère.

Fig. 127. Les cloisons se courbent vers le haut; l'épiderme du nucelle se détruit au contact de la cellule du sac.

Fig. 128. Gélification complète de l'épiderme du nucelle; le noyau primaire du sac s'est divisé.

Fig. 129-130. Divisions ultérieures des noyaux et disposition des cellules sexuelles et des antipodes aussitôt après leur formation.

Fig. 131. Les synergides ont atteint une longueur considérable; l'oosphère est située latéralement et beaucoup plus bas. Les antipodes sont à l'état de cellules assez développées. Dans sa partie inférieure, le sac embryonnaire est entouré par l'assise caractéristique de l'unique tégument.

Fig 132-134. **Bignonia Capensis** (280). Succession des divisions de la cellule mère.

Fig. 135-137. **Jasminum grandiflorum** (300).

Fig. 135. Cellule mère divisée au centre par une cloison épaisse et ondulée.

Fig. 136. Division simultanée des deux cellules filles primaires.

Fig. 137. Sac embryonnaire presque adulte; insertion latérale de l'oosphère. Les noyaux d'antipodes sont dépourvus de membranes cellulaires.

Fig. 138. **Lophospermum erubescens** (320). Sac embryonnaire non adulte ressemblant au précédent; même disposition et mêmes caractères des cellules sexuelles et des antipodes.

Fig. 139-140. **Borrago officinalis** (300). Nucelle avec quatre cellules filles secondaires, sac embryonnaire présentant des synergides sans vacuoles, une oosphère insérée, comme elles, au sommet et plus allongée ; les noyaux polaires viennent de se fusionner ; les antipodes sont assez grosses et situées presque sur le même plan.

PLANCHE XIII.

FIG. 141-144. Nicotiana Tabacum (320).

FIG. 141. Cellule mère présentant son noyau en division.

FIG. 142. Les deux cellules filles sont séparées par une cloison courbée vers le bas.

FIG. 143. La cellule fille inférieure seule s'est divisée.

FIG. 144. La cellule du sac refoule les trois cellules filles superposées.

FIG. 145-146. Cestrum splendens (320).

FIG. 145. Le sac embryonnaire prend une forme ovoïde ; les cellules sexuelles sont entourées d'un protoplasma très abondant.

FIG. 146. Sac embryonnaire adulte : les synergides et l'oosphère sont insérées au même niveau ; il en est de même des antipodes; le protoplasma qui entoure le gros noyau secondaire offre de nombreux grains amylacés.

FIG. 147-152. Lonicera Standishii (300).

FIG. 147. La cellule axile sous-épidermique du nucelle est encore indivise.

FIG. 148. Formation de deux cloisons séparant trois cellules filles, dont l'inférieure est la plus grande.

FIG. 149. Refoulemen des deux cellules filles supérieures ; allongement du nucelle à la base.

FIG. 150. L'épiderme du nucelle a disparu ; le noyau primaire s'est divisé.

FIG. 151. Les deux noyaux formés à chaque extrémité se partagent dans deux plans presque parallèles.

FIG. 152. Jeune sac embryonnaire après la formation de l'appareil sexuel ; le tissu du nucelle n'est pas encore résorbé.

FIG. 153. Pterocephalus sp. (300). État presque adulte du sac embryonnaire, de forme ovoïde ; l'assise du revêtement l'entoure complètement ; il ne reste que quelques cellules du nucelle à la base.

FIG. 154-165. Conyza ambigua (320, sauf fig. 159, grossie 130 fois).

FIG. 154. Nucelle allongé après la formation des cellules filles secondaires. La cloison médiane, formée la première, est plus épaisse et plus réfringente que les deux autres.

FIG. 155. La cellule inférieure refoule les trois autres ; son noyau se divise ; il existe une vacuole à la base ; l'épiderme du nucelle est partiellement détruit.

FIG. 156. L'épiderme du nucelle a entièrement disparu. Le sac embryonnaire est en contact avec l'assise de revêtement ; une vacuole en occupe la partie inférieure.

FIG. 157. Chacun des noyaux s'est partagé ; la vacuole de la base persiste, il s'en est même formé une seconde entre les deux groupes de noyaux.

FIG. 158. Constitution définitive des éléments du sac embryonnaire. Les synergides sont logées dans la pointe rétrécie du sommet ; l'oosphère est accolée contre la paroi à gauche ; le quatrième noyau est à côté. La partie inférieure du sac est occupée par une vacuole ; au-dessus d'elle est une antipode séparée des deux autres par une cloison horizontale ; une cloison oblique sépare ces deux antipodes du noyau polaire, encore à la place où il a pris naissance ; quant à la cloison qui les sépare elles-mêmes l'une de l'autre, elle n'est pas visible dans la figure.

FIG. 159. Coupe, dans le plan de symétrie, d'un ovule dont le sac embryonnaire est parvenu à l'état adulte.

FIG. 160. Le noyau polaire inférieur se rapproche du noyau supérieur. Les cloisons des antipodes sont toutes visibles ; le noyau inférieur s'est même divisé pour donner deux cellules occupant la partie terminale du sac embryonnaire.

FIG. 161. Le noyau polaire inférieur est parvenu vers le noyau supérieur. L'une des antipodes, à gauche, s'est divisée.

FIG. 162. Sac embryonnaire présentant les antipodes superposées ; l'inférieure s'est divisée ; les cloisons sont épaisses et gonflées.

FIG. 163. Sac embryonnaire dont les trois antipodes se sont divisées. L'appareil femelle offre les mêmes caractères que dans les figures précédentes.

FIG. 164. La fusion des noyaux polaires s'effectue. Les antipodes sont au nombre de huit.

FIG. 165. Sac embryonnaire adulte présentant dix antipodes dans des situations variées. Le noyau secondaire du sac embryonnaire est formé.

FIG. 166. Doronicum caucasicum (300). Sac embryonnaire avec ses trois antipodes superposées et pourvues de parois épaisses. Le sac est en contact avec l'assise de revêtement, sauf dans sa partie inférieure.

Fig. 167. Petasites niveus (300). Jeune sac embryonnaire étroit ; le noyau inférieur est recouvert d'une cloison, les deux noyaux voisins n'offrent pas encore de membranes cellulaires.

Fig. 168. Tussilago farfara (300). Sac adulte présentant une grosse oosphère latérale ; au-dessous d'elle est le noyau secondaire. L'antipode inférieure s'est divisée.

Fig. 169-172. Lobelia erinus (300). Succession des divisions de la cellule mère et commencement du développement de la cellule du sac.

Fig. 173-174. Campanula rhomboidalis (300).

Fig. 173. Refoulement des trois cellules filles superposées à la cellule du sac.

Fig. 174. Sac embryonnaire presque adulte, avec deux synergides très allongées au sommet. La fusion des noyaux polaires se fera vers le centre du sac. Les antipodes reposent sur quelques cellules du nucelle encore existantes. L'assise de revêtement ne recouvre que la moitié inférieure du sac embryonnaire.

Approuvé ;	Vu et permis d'imprimer ;
Le Directeur,	*Le vice-Recteur de l'Académie de Paris,*
A. CHATIN.	GRÉARD.

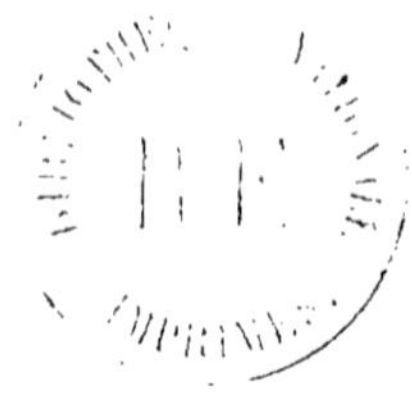

Guignard del. Imp. Becquet r. des Noyers 37. Tisseron lith.

nucopiæ nocturnum (1-6)_Commelyna stricta (7-11) Tricyrtis hirta (12-15)_ ca gloriosa (16-25)_Agraphis campanulata (26-28)_Ornithogalum pyrenaicum (29-33)_ loe sinensis (34).

Guignard del. Imp. Becquet r. des Noyers, 37. Tisseron lith.

Narcissus micranthus (35-37) _ *Crocus sativus* (38) _ *Canna indica* (39-42) _ *Eriobotrya japonica* (43-47) _ *Oenothera tetraptera* (48-51) _ *Cuphea Jorullensis* (52-58) _ *Mesembrianthemum Ecklonis* (59-61) _ *Silene obtusifolia* (62-67).

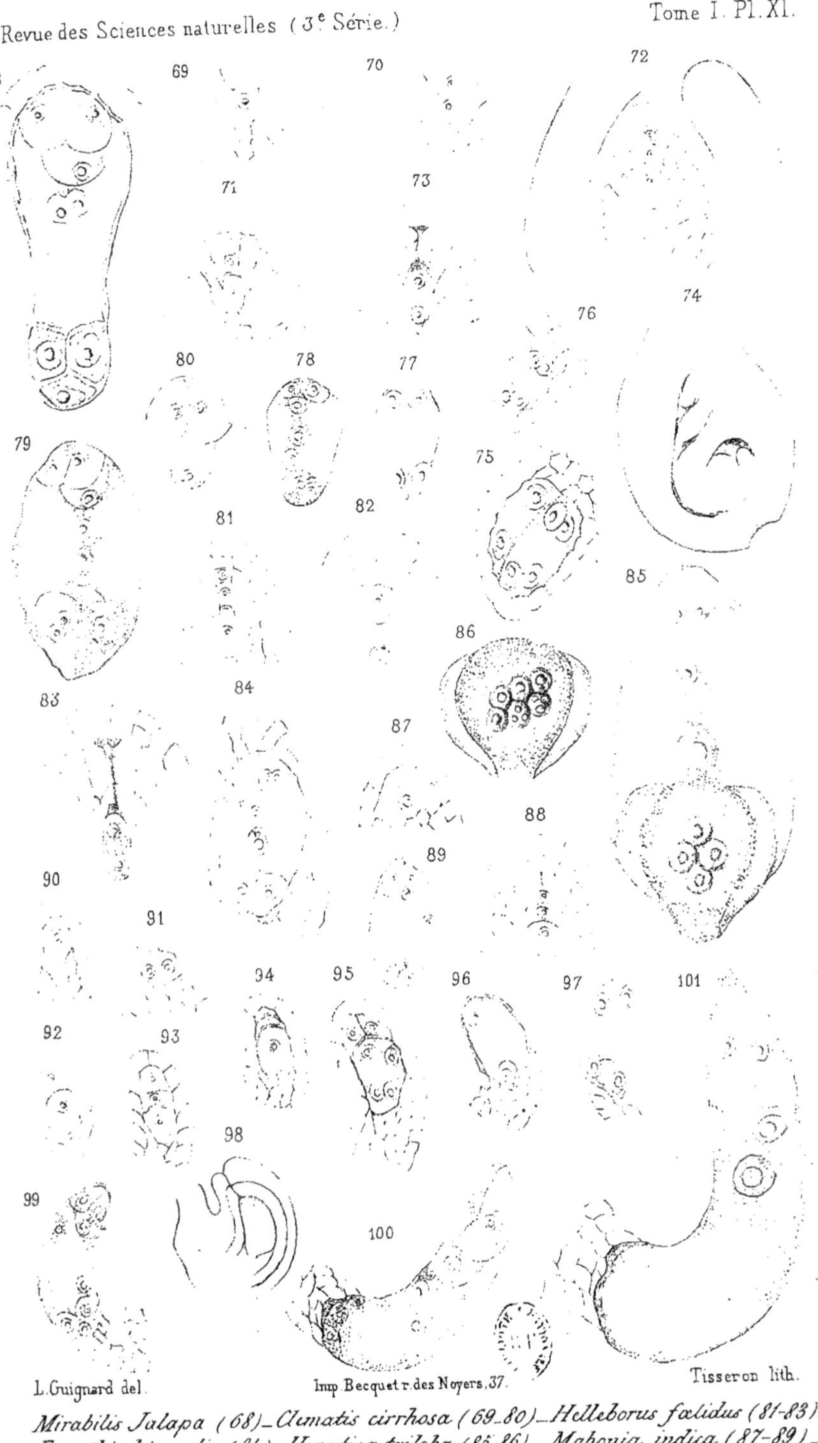

L. Guignard del. Imp. Becquet r. des Noyers, 37. Tisseron lith.

Mirabilis Jalapa (68)_Clematis cirrhosa (69_80)_Helleborus fœtidus (81-83)_Eranthis hiemalis (84)_Hepatica triloba (85_86)_Mahonia indica (87-89)_Capsella Bursa-pastoris (90-101).

L. Guignard del. Imp. Becquet r. des Noyers 37. Tisseron lith.

Ruta graveolens (102-108) — Polygala myrtifolia (109-114) — Ricinus communis (115-116) — Anoda hastata (117-121) — Sida arborea (122) — Malva Capensis (123) — Salvia pratensis (124-131) Bignonia Capensis (132-134) Jasminum grandiflorum (135-137) — Lophospermum erubescens (138) — Borrago off. (139-140).

L. Guignard del. Imp. Becquet r. des Noyers 37. Pisseron lith.

Nicotiana tabacum (141-144) _ Cestrum splendens (145-146) _ Lonicera Standishii (147-152) _ Pterocephalus (153) _ Conyza ambigua (154-165) _ Doronicum caucasicum (166) _ Petasites niveus (167) _ Tussilago farfara (168) _ Lobelia erinus (169-172) _ Campanula rhomboidalis (173-174).

www.ingramcontent.com/pod-product-compliance
Ingram Content Group UK Ltd.
Pitfield, Milton Keynes, MK11 3LW, UK
UKHW021006200726
13857UKWH00004B/1309